教育部职业教育与成人教育司推荐教材
中等职业学校高星级饭店运营与管理专业教学用书

国家旅游局人事劳动教育司　编

营养与食品卫生

YINGYANG YU SHIPIN WEISHENG

（第6版）

U0241795

旅游教育出版社
·北京·

图书在版编目（ＣＩＰ）数据

营养与食品卫生 / 国家旅游局人事劳动教育司编
. -- 6版. -- 北京：旅游教育出版社，2021.9
中等职业学校高星级饭店运营与管理专业教学用书
ISBN 978-7-5637-4300-1

Ⅰ．①营… Ⅱ．①国… Ⅲ．①营养学－中等专业学校
－教材②食品卫生学－中等专业学校－教材 Ⅳ．①R15

中国版本图书馆CIP数据核字(2021)第173799号

中等职业学校高星级饭店运营与管理专业教学用书

营养与食品卫生（第6版）

国家旅游局人事劳动教育司　编

责任编辑	何　丹
出版单位	旅游教育出版社
地　　址	北京市朝阳区定福庄南里1号
邮　　编	100024
发行电话	（010）65778403　65728372　65767462（传真）
本社网址	www.tepcb.com
E - mail	tepfx@163.com
排版单位	北京旅教文化传播有限公司
印刷单位	北京市泰锐印刷有限责任公司
经销单位	新华书店
开　　本	787毫米 × 1092毫米　1/16
印　　张	12.75
字　　数	223千字
版　　次	2021年9月第6版
印　　次	2021年9月第1次印刷
定　　价	36.00元

（图书如有装订差错请与发行部联系）

出版说明

为适应旅游中等职业教育的需要，国家旅游局人事劳动教育司根据旅游中等职业学校的课程设置和教学大纲，组织业内专家编写了这套旅游中等职业教育教材。该教材自1994年出版以来，受到广大师生的普遍欢迎，对我国旅游中等职业教育的发展起了重要作用。迄今为止，该教材已成为出版时间最早、使用范围最广的旅游中等职业教育骨干教材。

为了进一步适应旅游专业的发展要求，提高教材质量，反映旅游业的最新发展状况和旅游职业教育研究的最新成果，我们组织有关专家对该套教材进行了必要的修订增补，以确保国家骨干教材应有的科学性、先进性，充分反映国家职业教育改革的新精神、新要求，满足21世纪旅游业的人才需求。

此次修订，一是根据教育部关于旅游中等职业教育的课程设置、教学大纲与教学计划，结合国家关于旅游职业技能鉴定标准的要求，吸收国外职业教育的成果与经验，按课程设置和课程标准的要求，对每科教材的课程性质、适用范围、教学重点、教学方法、教学时数、考核评估等进行了认真研究。新版教材正确把握了课程设置与教材编写的关系，从课程标准的角度把旅游业对人才的具体要求与旅游职业教育教材的具体编写有机结合起来，既体现了教材紧贴行业实际的针对性、实用性，又体现了教材的科学性、规范性，使可教授性与可学习性得到有机的统一，全面反映了现代职业教育教材应有的教育理念。二是在教材的具体修订中，我们根据旅游业的发展需要和旅游职业教育的课程设置与教学要求，组织有关专家编写增补了近年来旅游发展的行业新内容，使教材体系更完整、更科学。三是在保持原教材科学性、权威性的基础上，本次修订特别注意了中等职业学生的学科基础与未来职业要求，重点强调了教材的实用性。在原版教材科学性的基础上，本版教材强调了教与学、学与用的关系，加大了技能技巧、实际应对、操作标准、模拟训练等内容的比重，使之既能体现课程要求和行业特点，又符合国家职业技能标准的要求。四是在内容安排上，适当精简了部分内容，即将原版教材中既占课时又不便于教学的内容，或删减或置于附录，便于教师灵活运用和利于学生分清主次。五是针对旅游学科实践性强的特点，本版教材特别注意增补了一些案例，目的是强化案例教学的作用。最后，为方便教师教学和学生学习，还增设了学习重点、案例分析、本章小结、中英文对照规范服务用语等栏目，旨在让读者花最少的时间掌握最有用的信息。

为深入贯彻《中共中央 国务院关于大力推进职业教育改革与发展的决定》中关于职业教育课程和教材建设的总体要求，进一步落实教育部等七部门《关于进一步加强职业教育工作的若干意见》，我社对旅游中等职业教育教材进行了重新梳理，旨在积极推进教材改革，开发和编写具有职业教育特色的教学改革试验教材。

教改试验教材将以学生为中心、以能力为本位、以就业为导向，全面推进素质教育，重点培养学生的职业能力，使学生获得继续学习的能力，能够考取相关技术等级证书或职业资格证书，为旅游业的繁荣和发展输送学以致用、爱岗敬业、脚踏实地的高素质劳动者。

教改试验教材将贯彻如下职业教育理念。

1. 职业教育性。渗透职业道德和职业意识教育；体现就业导向，有助于学生树立正确的择业观；培养学生爱岗敬业、团队精神和创业精神；树立安全意识和环保意识。

2. 内容先进性。注意用新观点、新思想来审视、阐述经典内容；适应经济社会发展和科技进步的需要，及时更新教学内容，反映新知识、新技术、新工艺、新方法。

3. 教学适用性。教学内容符合专业培养目标和课程教学基本要求；取材合理，分量合适，符合"少而精"原则；深浅适度，符合学生的实际水平；与相邻课程相互衔接，避免不必要的交叉重复。

4. 知识实用性。体现以职业能力为本位，以应用为核心，以"必需、够用"为度；紧密联系生活、生产实际；加强教学针对性，与相应的职业资格标准相互衔接。

5. 结构合理性。教材的体系设计合理，循序渐进，符合学生心理特征和认知、技能养成规律；结构、体例新颖，有利于体现教师的主导性和学生的主体性；适应先进的教学方法和手段的运用。

6. 使用灵活性。体现教学内容弹性化、教学要求层次化、教材结构模块化；有利于按需施教、因材施教。

作为全国唯一的旅游教育出版社，我们有责任及时反映旅游业发展的新要求和旅游专业教育的新理念、新成果，把专业权威的教材奉献给广大读者。为此，我们将不断努力，回报广大师生和读者对我们的厚爱！

旅游教育出版社

目　录

第1章 概　论

📖 **学习重点**

● 营养、营养与食品卫生的概念，营养与卫生学在饭店业中的地位和作用
● "金字塔"式膳食结构
● 世界卫生组织对食品安全提出的十项规定

第一节　概　述

一、营养、营养与食品卫生的概念

营养，泛指人体为了维持正常的生理、生化和免疫功能，以及生长发育、代谢、修补等生命现象而摄取和利用食物的综合过程。

营养与食品卫生是运用现代营养学和食品卫生学的基本理论，研究食品营养成分、质地标准和卫生指标，平衡膳食和食谱编制，防止食品污染和有害因素对人体的危害，预防食物中毒和食品的卫生管理等，以维护人体健康的一门综合性应用学科，是旅游中等职业技术学校高星级饭店运营与管理专业的一门课程。

食物是人类赖以生存的重要物质。人类在进化过程中不断地寻找食物、选择食物，并合理地利用食物，改进膳食结构，以求达到人体营养生理需要和膳食营养供给之间的平衡。这种营养平衡直接或间接地影响着人的生长发育、生殖繁衍、劳动能力和平均寿命等素质指标。只有合理、科学地烹调食物，才能达到增强体质、预防疾病、提高工作效率和延缓机体衰老的目的。

二、起源与发展

（一）世界营养学的起源与发展

世界营养学的发展仅有200多年的历史，它的起源可追溯到18世纪中叶。当时人

们通过多种试验认识到胃是通过机械磨碎与腐化来消化食物的。科学家在胃液中首次获得了游离酸和胃蛋白酶，确定了"消化是营养过程第一步"这一观念，认为营养是由白蛋白、油脂及糖组成，以后改为蛋白质、脂肪及碳水化合物，随后又发现了矿物质和维生素。

蛋白质这一术语是由荷兰医生和化学家于 1838 年提出的。法国科学家于 1839 年第一次对动物进行氮平衡试验，论证了氮是动物生命所必不可少的元素。1900 年耶鲁大学证实蛋白质质量新概念，提出了"生物物质"这一术语和测试的方法，以及氨基酸成为基础的化学记分法。1906 年英国剑桥大学论证了成人的 8 种必需氨基酸。脂类是法国科学家测定出的油脂中的化学成分，其先驱著作《动物油脂的化学研究》出版于 1828 年，首先指出了脂肪是由脂肪酸与甘油组成的，并可分离出许多脂肪酸。1845 年以鹅及鸭作对照的试验证明，在代谢过程中碳水化合物可转变为脂肪。碳水化合物是根据 1849 年提出的一个测定葡萄糖的灵敏方法，后在植物中分离出的；1856 年又发现肝糖原，这些发现为化学分析糖类及其营养功能奠定了基础。

矿物质是矿物元素各自分开的统一体。1713 年科学家在血液中检验出了铁；1812 年又分离出了碘。19 世纪下半叶畜牧业证明了饲料中需要矿物盐，生物分析法证明了它们对人类的营养意义。维生素是 1920 年在"生命胺"的基础上改名而来的。1915 年发现了维生素 A 和维生素 B 类；1917 年发现了维生素 C；维生素 B_{12} 是在 1947 年被发现的。1932 年，维生素被认定为辅酶系统的构成物质。

1943 年欧美一些发达国家，由国家科学院与国家研究理事会首先发表膳食营养供给标准，以后每 5 年修订一次；随后其他国家也相继发表了"需要量"。联合国粮农组织（FAO）与世界卫生组织（WHO）从 1950 年开始发布不同国家营养需要量建议标准，随后定期修订公布。

（二）我国营养与食品卫生学的起源与发展

营养与食品卫生在我国的研究与发展和烹饪技术的发展一样，有着悠久的历史。早在公元前 5 世纪初至公元前 3 世纪，就有了"食医"的说法；同时，有"以五味、五谷、五药养其病"的记载，说明当时人们已经开始注重研究饮食营养与食品卫生。

公元前 2 世纪，我国现存最早的医学专著《黄帝内经》，最先涉及古人对养生学的认知，其中一个重要内容是营养学说，如"五谷为养，五畜为益，五果为助，五菜为充"。又如《黄帝内经》特别强调饮食过量、五味失调、醉酒等对人体的危害，谈到"酸伤筋、苦伤气"，提出"食能以时，身必灭灾"等告诫，同时还记载了"水谷之寒热，感则害于六腑"，说明了食品的"寒热"与健康之关系。在其他专著中如《墨子·辞过篇》中说"其为食也，足以增气充虚，疆体适腹而已矣"。用现代科学的观点来分析，"增气"就是补充营养，增加热量，使身体有力气；"充虚"就是补充消耗，保证新陈代谢的需要；"疆体"就是供给合理的养料，以增强体质；"适腹"就是满足口味，保证食欲，增强吸收机能。这说明当时人们对食品营养与健康的关系有了一定的认识。

到了隋唐时期，由于医学的日渐完善和盛行，对某些营养缺乏病和用食物来预防疾病的方法都有了明确阐述。孙思邈著《千金要方》和《千金翼方》，对果实、蔬菜、谷米、鸟兽等五大部分烹饪原料都有一定的介绍，并提出了用食物治疗疾病的主张。

明朝时期，李时珍著《本草纲目》一书，用大量篇幅对谷、菜、果、介、禽、兽等作了明确的记载。清嘉庆年间，沈李龙所著的《食物本草》中，阐明了各类食品的分类、形态、性味、产地、作用等，是我国完整的营养与食品卫生专著。以上事例说明，我国研究营养与食品卫生的历史是悠久的，而且积累了丰富的经验，为研究现代饮食卫生奠定了基础。

1949 年中华人民共和国成立后，社会主义制度为营养和食品卫生工作开拓了广阔的道路。1950 年我国建立了各级卫生防疫机构，内设食品卫生部门，并相应建立了营养与食品卫生研究机构，在广泛调查研究的基础上陆续制定了许多食品卫生质量要求和管理办法，使我国食品卫生监督管理工作纳入了法制化轨道。

2000 年世界卫生大会通过了《食品安全决议》，在此基础上，我国国家卫生部于 2003 年 8 月 14 日制定了《食品安全行动计划》，以指导我国的食品安全工作。为了保证食品消费安全，国家质监总局从 2004 年初开始对国内所有食品生产加工企业生产的产品全面纳入市场进行准入制管理，从源头把住食品质量安全关。2009 年 2 月 28 日，《中华人民共和国食品安全法》通过，2009 年 6 月 1 日起施行，《中华人民共和国食品卫生法》同时废止，2015 年进行修订，2018 年进行修正。

营养学方面，中国营养学会于 1988 年 10 月修订了"每日膳食中营养素供给量"，作为我国人民食谱设计和膳食评价的推荐标准，并以此为依据设计各类人群的平衡膳食。1989 年 10 月，中国营养学会常务理事会制定并发布了《我国的膳食指南》，1997 年，中国营养学会与中国预防医学科营养与食品卫生研究所组成专家委员会，制定了《中国居民膳食指南》，此后又于 2007 年、2016 年、2021 年进行修订。2017 年国务院办公厅发布《国民营养计划（2017—2030 年）》，立足我国人群营养现状和需求，明确今后一段时期国民营养工作的指导思想、基本原则、实施策略、重大行动。

三、营养与食品卫生学在饭店业中的地位和作用

营养与食品卫生学是指导人们饮食的学科。实践证明，重视营养与食品卫生工作，指导人们科学用膳，对国民身体素质的提高、国家民族的兴盛关系极大，饮食科学化已成为人类社会文明的重要标志。同时，食品营养与卫生还是衡量食品品质的重要指标之一。

国外，特别是一些发达国家，非常重视营养调配，吃饭讲究营养成了人们生活中

的一件大事。因此，这就要求饭店的从业人员懂得营养知识，加强食品的营养调配，做出的饭菜既保持我国的传统风味，又具有一定营养价值，这样才能适应我国旅游事业的发展需要。

在科学技术迅速发展的今天，旅游饭店的食品不但要美味，更要讲究食品卫生安全。《中华人民共和国食品安全法》第四十四条规定："食品生产经营企业应当建立健全食品安全管理制度，对职工进行食品安全知识培训，加强食品检验工作，依法从事生产经营活动。食品生产经营企业的主要负责人应当落实企业食品安全管理制度，对本企业的食品安全工作全面负责。食品生产经营企业应当配备食品安全管理人员，加强对其培训和考核。经考核不具备食品安全管理能力的，不得上岗。食品安全监督管理部门应当对企业食品安全管理人员随机进行监督抽查考核并公布考核情况。监督抽查考核不得收取费用。"

四、学习的基本内容和要求

（一）学习的基本内容

（1）人体营养素的组成、功用及其来源。重点突出蛋白质、脂肪、碳水化合物、维生素、矿物质的营养特性，以及人体能量代谢与消耗。

（2）食品基本构成、营养价值和卫生标准。重点突出肉、禽、蛋、鱼，以及粮食、蔬菜等常用食品；对于海产品、菌藻类、转基因食品等也要有所了解。

（3）烹调中的营养保护和如何提高食物的利用率。着重讨论肉类、蔬菜和米、面在烹调中的营养保护。同时，对我国常用烹调法对食物中营养素的作用也要有相应的了解。

（4）正常人的营养供给原则和标准。着重研究正常成人膳食的营养组合、平衡膳食和食谱编制等，以及特殊环境和特殊人群的膳食营养组成。

（5）讨论食物中毒、食源性传染病、寄生虫病的原因和预防措施。

（6）应用相关法律法规，研究餐饮业的食品卫生安全及其管理等。

（二）学习要求

（1）营养与食品卫生是关系旅客饮食安全和身体健康的大事，这就要求饭店、餐饮业的从业人员，必须学习和掌握营养学、食品卫生学的基础理论和应用知识，做到理论与实践相结合。

（2）探讨和研究菜肴的营养价值和卫生标准，掌握科学配菜、平衡膳食的原则和方法。

（3）学习相关法律法规，强化食品卫生和食品安全意识，以达到保障人体健康和提高机体机能的目的。

第二节 食品营养、卫生与人体的关系

人体是一个内外环境的统一体。食物是影响人体的重要外因之一，人通过摄取食物中的营养物质而获得能量。

一、食品营养与人体的关系

（一）食物与人体代谢

人体主要是通过食物来获取营养，人体与外界间的物质和能量交换以及人体内物质和能量的转变过程，称为新陈代谢。人和其他生物一样，都在不断地从外界环境中摄取食物，通过消化系统的机能活动吸取营养素，同时，又不断地从体内把分解代谢后的产物排泄到体外。机体就是通过这些机能活动把食物中的有机物和无机物变成自身的物质，来维持体内的各种机能活动，以适应外界的环境。

人们每天从食物中获得必需的营养素和热能，以保持机体的正常发育和充沛的工作精力。若膳食营养调配合理，就能提高人体的健康水平。

食物中的营养物质，在人体内的代谢是通过同化作用和异化作用来完成的。

1. 同化作用

同化作用，就是将摄入的营养物质通过机体的作用转化成自身的物质。如食物中的蛋白质被分解为氨基酸，而又重新结合为人体蛋白质；食物中的碳水化合物转化为人体中的脂肪等。

2. 异化作用

异化作用，就是将摄入食物中的能量物质或自身的产能营养素进行氧化，产生能量，供给人体各组织的活动需要，维持机体的生命活动。

（二）膳食的基本构成

膳食中的营养素组成是由人体生理需要决定的。世界上把目前的膳食营养结构称为"金字塔"式膳食结构（见图1-1）。

中国营养学会常务理事会于1997年4月通过了《中国居民膳食指南》，为了帮助消费者在日常生活中实践《中国居民膳食指南》，专家委员会进一步提出了食物定量指导方案，并以宝塔图形表示。它直观地告诉居民食物分类的概念及每天各类食物的合理摄入范围，告诉消费者每日应吃食物的种类及相应的数量，对合理调配平衡膳食进行具体指导，故称之为《中国居民平衡膳食宝塔》（简称"膳食宝塔"）。

与第一版膳食指南相比，新指南强调"常吃奶类、豆类或其制品"，以弥补我国居民膳食钙摄入严重不足的缺陷；提倡居民重视食品卫生，增强自我保护意识。并根据特定人群的特点需要，制定出不同人群的膳食指南要点。

2007 年修订的《中国居民膳食指南》明确指出：每人每日可摄取食盐 6 克；食油 25~30 克；奶及其制品 300 克；大豆及坚果类 30~50 克；畜禽肉类 50~75 克；鱼虾类 50~100 克；蛋类 25~50 克；蔬菜类 300~500 克；水果类 200~400 克；谷和薯类及杂粮 250~400 克；水 1 200 毫升；合理选择饮料，如饮酒应限量等。《中国居民膳食指南（2016）》指出，每人每日摄取食盐少于 6 克，油 25~30 克；奶及奶制品 300 克，大豆及坚果类 25~30 克；畜禽肉 40~75 克，水产品 40~75 克，蛋类 40~50 克；蔬菜类 300~500 克，水果类 200~350 克；谷薯类 250~400 克，水 1500~1700 毫升。

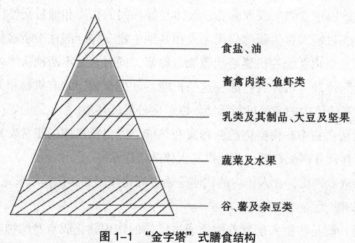

图 1-1 "金字塔"式膳食结构

（三）营养素供给与人体各生理阶段的关系

人的一生，要经过婴幼儿时期、青少年时期、成年期和老年期四个生理阶段，各阶段对营养素的需要差异较大，特别是婴幼儿时期和老年期，因而要根据机体各个阶段生理机能的变化，选择不同的膳食。

（四）合理调配膳食的意义

气候、地理环境和民族习惯等外界因素对人体消化机能都有一定的影响。如炎热的夏季可使食欲减退，而寒冷的冬天又可使食欲增加。所以，要根据气候条件、地理环境和民族习惯来调配膳食。

食品的质地及种类，进食的及时性、规律性和进食的条件等，对人的健康都有一定影响。在膳食制作中不仅要使营养素均衡，而且也要照顾到进餐者的口味和习惯，以适应胃肠习性。但是，对于不合理的饮食习惯，如偏食、零食、重口味等，要加以纠正。

二、饮食卫生与人体健康的关系

饮食卫生是把住"病从口入"关的重要环节。食品卫生与否和身体健康有着密切的关系。符合卫生条件的食物，能增加营养、增强抵抗力、提高工作效率；相反，吃了不洁食物易将病菌带入体内使人患病，甚至危及生命。食物污染所导致的疾病是广泛的，全世界每年由于吃了不卫生的食物而导致腹泻的发病率在10亿人次以上。

世界卫生组织调查数据表明由于食品卫生所导致的疾病主要是由下列原因引起的：

（1）烹调好食物的时间和进食的时间相隔太久。

（2）烹调好的食物在适宜微生物生长繁殖的温度中存放太久。

（3）烹调或加工食物的温度不够高。

（4）厨房或操作间卫生差，容易发生交叉污染。

（5）食品制作人员是细菌或病毒的携带者。

近年来，世界卫生组织为了促进人类健康、预防食源性疾病，对食品卫生安全提出了十项规定。

（1）食品一旦煮好就应立即被吃掉。食用在常温存放4~5小时（一上午或一下午）的已煮过的食物，对人体危害最大。

（2）生的食物必须彻底煮熟才能食用，特别是家禽、肉类和牛奶。

（3）一些诸如动物奶类等食品，应选择已加工消毒过的来食用。

（4）煮好的食物，如需要存放4小时以上，应在高温（接近或高于60℃）或低温（接近或低于10℃）的条件下保存。常见的错误是，把煮过尚未冷却的食物放在冰箱里。

（5）存放的熟食必须重新加热到70℃以上后才能食用。

（6）不要让生熟食品相互接触。

（7）保持厨房清洁。烹调用具、刀及餐具等应用干净抹布揩干擦净。每块抹布的使用时间不得超过一天，下次使用前应把抹布在沸水中蒸煮消毒。

（8）处理食品前应先洗手，处理后也应洗手。

（9）不能让昆虫、鼠和其他动物接触食品，动物通常都带有致病的菌源。

（10）饮用水应纯洁干净。

总之，饭店卫生是饭店业发展的关键因素之一，饭店从建设到管理，以及被评估，几乎每一个环节都与卫生学紧密相关。

📖 本章小结

食物中的营养素是人类赖以生存的重要物质，这些物质通过人体的同化作用和异化作用转变为自身的物质和能量，以促进人体生长发育和机能代谢。但这些营养物质必须按"金字塔"式膳食结构予以摄取，才能避免营养缺乏病和营养过剩性疾病的发生，以达到营养素间平衡的目的；同时，还要注意食品卫生安全十项规定，以防食源性疾病的发生，从而提高自身健康水平。

❓ 思考与练习

一、名词解释

1. 营养　　2. 同化作用　　3. 异化作用　　4. "金字塔"式膳食结构

二、问答题

1. 营养与食品卫生的定义是什么？它与餐饮业有什么关系？

2. 我国历史上与营养食品卫生相关的主要论著有哪些？其主要内容是什么？

3. 食品卫生安全的十条规定是什么？

第2章 人体营养素与热能

✍ 学习重点

● 营养素的含义、种类、生理功能
● 人体热能的来源、消耗，以及如何计算人体热能

营养素，是指食物中具有的对人体有生理价值的有效物质。也就是说，营养素是具有维持人体生长发育、保证健康和提高机体机能活动的有机物质和无机物质。

人体所需营养素主要有蛋白质、脂肪（包括类脂质）、碳水化合物、维生素、矿物质和水六大类。

第一节 蛋白质

蛋白质是一种非常复杂的高分子化合物。蛋白质是一切生物的主要成分，许多重要的细胞结构，都是以蛋白质为物质基础的；同时，它又是一切生命的基本活动所不可缺少的。从食品学角度看，蛋白质除了保证食品的营养价值外，在决定食品的色、香、味、形等特征上也起着重要作用。

一、蛋白质的化学组成

蛋白质是一种复杂的有机化合物，是含氮的高分子物质。它是由 C、H、O、N 等元素组成的，有的还含有少量的 S、P 等元素。蛋白质元素含量见表 2-1。值得注意的是一切蛋白质都含有 N，而且其含量相当稳定，一般为 15%~17%，平均为 16%。因此，只要测得食物中的含氮量，便可计算出该食物的蛋白质含量。

表 2-1 蛋白质元素含量

%

元素名称	符号	含量	元素名称	符号	含量
碳	C	50~56	氮	N	15~17
氢	H	6~8	硫	S	0~4
氧	O	19~24	磷	P	0~3

二、蛋白质的分类

从营养学角度，根据营养效能，蛋白质分为以下三类。

（一）完全性蛋白质

此类蛋白质所含必需氨基酸，其种类、成分与人体所需相称，这类蛋白质可维持生命、促进人体生长发育。主要包括肉类中的肌球蛋白、肌动蛋白，牛乳中的酪蛋白、乳白蛋白，鸡蛋中的卵白蛋白、卵黄磷蛋白，大豆中的球蛋白等。

（二）半完全性蛋白质

此类蛋白质中所含的必需氨基酸的种类适合于人体需要，但比例不适合，若长期食用此类蛋白质，只能维持人体的生命，不能促进正常的生长发育。这类蛋白主要有米中的米谷蛋白，小麦粉中的麦谷蛋白、醇溶谷蛋白，大麦中的大麦醇溶谷蛋白，以及土豆和干果中的蛋白质等。

（三）不完全性蛋白质

此类蛋白质用作唯一蛋白质来源时，既不能维持生命，又不能促进机体的生长，因为它缺乏数种必需氨基酸。这类蛋白主要有玉米中的玉黍醇溶蛋白，豌豆中的豆球蛋白，动物皮、蹄筋中的胶质蛋白质等。

三、蛋白质的基本单位

氨基酸是组成蛋白质的基本单位。

氨基酸是从营养学角度，按人体能否合成而分类的。

（1）必需氨基酸，指人体内不能制造而必须每日由膳食中摄取的氨基酸。它们是赖氨酸、蛋氨酸、色氨酸、亮氨酸、苏氨酸、异亮氨酸、苯丙氨酸和缬氨酸，共8种。

（2）半必需氨基酸，是指人体内合成能力较低，在生长发育及机体需要增多时从食物中摄取者，如胱氨酸、精氨酸、组氨酸、酪氨酸及甘氨酸等。

（3）非必需氨基酸，是指人体内能自行合成而不须由食物中摄取者。此类也是人体的重要氨基酸。它包括丝氨酸、谷氨酸、脯氨酸以及羟脯氨酸等。

四、蛋白质的营养价值及评价

（一）蛋白质的营养价值

1. 蛋白质的生物价

蛋白质的生物价是指蛋白质被人体利用的效率。也就是说，从食物中摄取的蛋白质能在体内存留或能代替肌肉蛋白质被破坏的百分数，实际上也就是蛋白质的营养价值。价值的高低取决于蛋白质中所含必需氨基酸被人体内细胞摄取的多少。这是由于食物蛋白质所含的氨基酸从种类、含量和比例方面与人体组织蛋白质有一定差别。因此，总有一部分氨基酸不能被用于合成组织蛋白质，最后在体内被分解。这样，不同的蛋白质就有不同的利用率。凡食物中蛋白质含有的必需氨基酸成分和比例越接近于人体内蛋白质含有者，其利用率就越高。利用率越高的蛋白质对人体的营养价值就越高，其生物价也就越大。生物价是用百分比来表示的，其表示式为：

$$蛋白质的生物价 = \frac{保留在人体内的氮量}{从食物中吸收的氮量} \times 100\%$$

蛋白质的生物价是由蛋白质中含量最少的必需氨基酸来决定其余氨基酸被利用的程度。例如，人体蛋白质每 100 克含赖氨酸 1 克、亮氨酸 1 克、色氨酸 1 克，而食物中赖氨酸 1 克、亮氨酸 1 克、色氨酸 0.5 克，那么从色氨酸上看，食物中的蛋白质利用率为 50%。由于食物中所含的必需氨基酸的种类、数量、比例不同，它们的生物价也有一定差异。常见食物蛋白质的生物价见表 2-2。

表 2-2　常见食物蛋白质的生物价

%

食物名称	生物价	食物名称	生物价	食物名称	生物价
猪肉	74	大米	77	白菜	76
牛肉	76	小麦	67	马铃薯	67
羊肉	69	面粉	52	甘薯	72
鸡蛋	94	玉米	60	蚕豆	68
牛奶	85	小米	57	绿豆	58
鲤鱼	83	大豆	64	扁豆	72
虾	77	花生	69		

2. 蛋白质的互补作用

几种营养价值较低的蛋白质，经混合以后可使其营养价值提高，称为不同蛋白质的互补作用。蛋白质的互补作用在饮食的选择、调配和提高蛋白质的营养价值上有着重要意义。在配备膳食时要注意下列原则。

（1）同性蛋白质无互补作用或互补作用弱。主要指动物蛋白质之间，如畜肉与禽肉、禽肉与鱼肉、乳类与蛋类；植物蛋白之间，如大米与麦粉、麦粉与玉米等。

（2）异性蛋白质之间有互补作用或互补作用强。主要指动植物食物蛋白质，如各种肉类与各种谷类和各种豆类蛋白质、各种谷类与各种豆类蛋白质等。在配备食物时要做到粗细粮的搭配、荤素的搭配、粮菜的搭配等，混合食用。如饺子、包子、各种豆类稀饭、各种带馅的面食等，都是利用蛋白质的互补作用来改善营养的，这样才有利于人体的生长发育。食物混合后蛋白质的生物价见表2-3。

表2-3　食物混合后蛋白质的生物价

%

食物名称	生　物　价	
	单独食用	混合食用
大豆	64	77
小麦	67	
玉米	60	73
小米	57	
大豆	64	
面粉	67	89
小米	57	
大豆	64	
牛肉	69	

（3）蛋白质的互补作用必须在同一餐食用时才发生作用。否则，时间间隔越长，其互补作用就越低，所以必须每日每餐都要混合膳食，以发挥所吃蛋白质食物的作用。

（二）食物蛋白质营养价值的评价

1. 食物蛋白质的含量

食物中蛋白质含量的多少是评定蛋白质营养价值的基础。不能脱离含量而单纯考虑蛋白质的营养价值，因为即使蛋白质的营养价值很高，但含量太低，也不能满足人体的需要。

食物蛋白质含量的测定，一般多采用凯氏定氮法测出某种食物的含氮量后，再乘6.25，就得出该食物蛋白质含量。

日常食物中每500克含蛋白质的量：畜肉80克，禽肉50~100克，蛋类60克，乳类17克，鱼肉类50~60克，粮谷类40克左右，豆类150克，蔬菜类5~10克。

2. 食物中蛋白质的消化率

蛋白质的消化率是指某种蛋白质可被人体消化酶（胃蛋白酶、胰蛋白酶等）分解的程度。蛋白质消化率越高，则被人体吸收利用率就越大，其营养价值也就越高。

蛋白质的消化受诸多因素的影响。一般植物性食品中蛋白质由于被纤维素所包围，与消化酶接触程度较差，因此其蛋白质消化率通常比动物性食品蛋白质消化率低。但植物性食品经过加工烹调，其纤维素可被破坏、软化或去除，则植物性食品蛋白质消化率亦可适当提高。例如，食用熟大豆粒时，其蛋白质消化率仅为60%，如将大豆制成豆浆或豆腐，蛋白质消化率可提高到90%。

食物经过烹调后，蛋白质消化率乳类为97%~98%，肉类为92%~94%，蛋类为98%，米饭为82%，面包为79%，玉米面窝头为66%，马铃薯为74%。

3. 氨基酸的需要量及其相互比值

随着现代营养学的不断发展，营养学家们对人体必需氨基酸作了深入的研究。目前认为，成人的必需氨基酸需要量是以维持氮平衡为标准的，而儿童时期则以保证正常生长发育为指标，一般儿童必需氨基酸的所需量要比成人高。具体见表2-4。

表2-4 人体必需氨基酸的需要量及其相互比值

氨基酸名称	初生至9岁		10~12岁		成人	
	毫克/千克体重/日	相互比值	毫克/千克体重/日	相互比值	毫克/千克体重/日	相互比值
色氨酸	17	1.0	4	1.0	3.5	1.0
缬氨酸	93	5.5	33	8.3	10	2.8
亮氨酸	161	9.5	45	11.3	14	4.0
异亮氨酸	87	5.1	30	7.5	10	2.8
苏氨酸	87	5.1	35	8.8	7	2.0
苯丙氨酸	125	7.4	27	6.8	14	4.0
蛋氨酸	58	3.4	27	6.8	13	3.7
赖氨酸	103	6.0	60	15.0	12	3.4

正常情况下，人体内必需氨基酸是处在一定的比例范围之内的，某种必需氨基酸的过多或过少，都会影响另一种氨基酸的利用，甚至导致蛋白质的合成障碍。例如当食物中缺乏苯丙氨酸时，人体内酪氨酸的合成就会发生障碍。因此，必需氨基酸间的相互搭配十分重要，此种现象，营养学中称之为氨基酸的相互比值（见表2-4）。在计

算氨基酸的相互比值时，常以需要量最少的色氨酸作为 1，计算出各种必需氨基酸的相对比例。此种需要量以及构成的比例表示儿童正常生长发育所需氨基酸的数量和成人维持氮平衡的量。

五、蛋白质的生理功能

蛋白质是人体组织的主要成分，约占体重的 18%，为全身固体物质重量的一半。蛋白质参与人体内各种重要功能的运作，如更新组织、合成代谢重要活性物质、维持人体生命活动和正常生长发育等。它的功能是不能用其他营养物质代替的。

（一）生长功能

蛋白质是人体生长发育、组织更新修复、促进细胞和组织新陈代谢不可缺少的基础物质。它是机体内组织和器官的重要成分，分布于全身各个组织细胞之中，如肌肉、脏器、毛发和皮肤等，就是骨骼和牙齿中也含有一定数量的蛋白质。同时，蛋白质又是修补体内组织的重要物质，人体在新陈代谢过程中，旧的组织不断被破坏与消耗，将新的组织不断补充进来，在此过程中蛋白质起了主导作用。据测定，人体内全部蛋白质每天约有 3% 进行更新，肝内蛋白质每 10 天更新一次，而肌肉中蛋白质 180 天全部更新一次，以维持组织蛋白的动态平衡。

（二）代谢功能

1. 生成代谢活性物质

所谓代谢活性物质主要指酶和激素，这些物质都是由蛋白质合成的。它们对调节机体代谢起着重要作用。人体酶广泛分布于所有细胞和组织中，如细胞中的代谢酶、消化道中的消化酶等，迄今已知有千余种。它们在人体内主要起着催化作用，调节机体的新陈代谢。激素是一种量微而生理效应很强的有机化合物，在调节生理机能方面起着重要作用。其主要功能是协调机体各部分的相互关系。例如，甲状腺素促进蛋白质的合成和骨的钙化，胰岛素促进血糖的利用与合成代谢，肾上腺素维持人体的血压，生长素刺激肌肉及骨骼的生长及蛋白质的合成等。

2. 维持体液平衡，调节人体渗透压

人体血浆中含有两类溶质：一类为低分子物质，如无机盐离子、尿素、葡萄糖等，它所形成的渗透压被称为晶体渗透压；另一类为高分子物质，如血浆蛋白，它所形成的渗透压被称为胶体渗透压。机体中就是由这两类物质来维持着体液的平衡。血浆蛋白过低时，即会导致人机体功能紊乱而发生浮肿、患病。

3. 参与能量代谢

人体热能来源主要由糖类供给，蛋白质只予以补充。1 克蛋白质在体内氧化可产生

4 千卡（16.7 千焦耳）热能。

（三）抗体功能

人体之所以能抵抗疾病，主要依赖人体内产生的抗体。抗体的合成主要靠蛋白质的直接参与。蛋白质可使机体对外界某些有害因素保持高度的抵抗力。据研究，人体血清及分泌物中含有 IgG、IgM、IgA、IgD、IgE 5 种抗体。其中以 IgG 最为重要，约占免疫球蛋白的 80%；IgG、IgM、IgA 有抗感染（细菌、病毒和毒素）的作用；IgE 具有对抗变态反应（过敏反应）的作用。例如，人体对流行性感冒、麻疹、白喉、百日咳和传染性肝炎等所产生的抗体与 γ 球蛋白（IgG）有关。

（四）信息遗传功能

任何生物都有自我复制的功能，这种先天的、本能的生理功能被称为遗传。据科学家研究，脱氧核糖核酸上的碱基排列顺序决定了生物体的最终类型和功能。核蛋白体是蛋白质合成遗传系的主要组织成分，占 80% 以上。

六、蛋白质的需要量及供给量

蛋白质的需要量及供给量是两个概念，前者一般指维持人体正常生理功能的需要量，后者则是在需要量的基础上，根据特定时间内的需要和可能而提出的数量，是一个比较高的数值，一般都以群体为对象，采用的都是平均值。

根据科学试验，正常人体每天蛋白质的破坏系数为 23 克，因而在理论上认为每人每天有 23 克补充脏器与组织中的蛋白质的分解消耗量就可以了。但实际测定每日的供给量按破坏系数是不行的，不够人体生长发育之需。我国成人蛋白质供给量应占热能供给量的 10%~14%。具体来讲，每人每日每千克体重应供给 1.5 克蛋白质，一般每人每日不能低于 70 克，劳动强度大者应适当增加至 90~120 克，其中优质蛋白质必须在56 克以上。

七、蛋白质的来源

（一）动物性来源

此类为完全性蛋白质，生理价值高。主要有肉类食品，如猪、牛、羊和禽类等，平均含量为 16%~20%，蛋类平均含量为 12%~14%，鱼类平均含量为 18%，乳类平均含量为 3%。

（二）植物性来源

1. 谷类蛋白质

谷类蛋白质是一种不完全性蛋白质，且质地差，不能作为人体唯一的蛋白质来源，平均含量为 7%~12%。其中大米平均含量为 6.8%，麦粉平均含量为 9.4%，玉米平均含量为 8.5%，小米平均含量为 11.7%。

2. 豆类蛋白质

豆类蛋白质主要含在大豆中，平均含量为 39%，而在杂豆中含量较低，一般为 19%~28%。豆中蛋白质是一种完全性蛋白质，可作为人体唯一的蛋白质来源。但是，豆中蛋白质的利用率较低，只有做成豆浆、豆腐等豆制品，才能大大提高蛋白质的生理价值。所以，民间把豆浆比作"乳"，把豆腐比作"肉"，是有一定道理的。

第二节 脂 肪

脂肪，广义包括中性脂肪和类脂，狭义仅指中性脂肪。中性脂肪是构成机体的储备脂肪；而类脂是细胞原生质组成的固定脂，因此又称原生质脂。在生命过程中，脂肪对体内物质的转运和能量的传递起着重要作用，因此，脂肪是人体不可缺少的重要营养物质。脂肪广泛存在于动植物食品中。

脂肪，是由甘油和三分子脂肪酸构成，所以又称甘油三酯。

一、脂肪的化学元素组成

脂肪由 C、H、O 这 3 种元素组成，有的还含有 P。与蛋白质不同之处是不含氮，与碳水化合物不同之处是所含 C、H 的比例大，而 O 的比例则小。

二、体内脂肪的分类

（一）定脂

定脂是体内比较稳定的脂质类，存在于细胞的原生质和细胞膜中，如磷脂、固醇等，很少受膳食脂肪的影响而改变，它的增减从外表上不易被发现。

（二）动脂

动脂是体内不太稳定的脂肪，一般存在于皮下、腹腔、肌肉间隙、内脏周围等处，如各种类型的甘油三酯等。动脂很容易受膳食脂肪的影响，其增减可明显地影响体内脂肪的变动，如动脂减少人体会日渐消瘦，动脂增加人则日渐肥胖。

三、脂肪酸的分类

脂肪酸是组成脂肪的重要物质，在决定脂肪性质上有很大关系。脂肪酸是根据化学结构和人体生理需要来分类的。

（一）按脂肪酸结构式分类

按脂肪酸结构式分类，脂肪酸可分为饱和脂肪酸和不饱和脂肪酸两类。

1. 饱和脂肪酸

饱和脂肪酸是指脂肪酸的分子结构式中不含双键的脂肪酸，如软脂酸、硬脂酸等。

2. 不饱和脂肪酸

不饱和脂肪酸是指脂肪酸的分子结构式中含有双键的脂肪酸，如油酸、亚油酸和亚麻酸等。

（二）按人体生理需要分类

按人体生理需要分类，脂肪酸分为必需脂肪酸和非必需脂肪酸两类。

1. 必需脂肪酸

必需脂肪酸是指人体内不能制造或合成而必须每日从食物中摄取的脂肪酸，如亚油酸等。

2. 非必需脂肪酸

非必需脂肪酸是指人体内可合成而不必每日从食物中摄取的脂肪酸，如油酸、软脂酸和硬脂酸等。

四、脂肪营养价值的评价

脂肪的营养价值是指油脂类的含脂量、消化率和对人体的生理作用。通常，含脂量高、易消化而且含有大量必需脂肪酸和脂溶性维生素的油脂，营养价值高，否则营养价值就低。

（一）脂肪的消化率

脂肪的消化受很多因素的影响，如油脂的种类、熔点等。一般来讲，植物油比动物脂容易消化，猪油消化率比牛脂和羊脂高。脂肪的熔点可直接影响其消化率。不饱和双键较多以及熔点较低的脂肪较易被消化，一般认为熔点在50℃以上者消化率较低。油脂的消化率见表2-5。

表 2-5 油脂的消化率

%

油脂名称	消化系数	油脂名称	消化系数
玉米油	96.9	葵花籽油	96.5
棉籽油	97.2	茶籽油	91.2
花生油	98.3	奶 油	97.0
芝麻油	98.0	鸡 油	96.7
椰子油	97.9	鱼 油	95.2
大豆油	97.5	猪 油	97.0

（二）必需脂肪酸的含量

脂肪中必需脂肪酸的含量是决定脂肪营养价值的重要因素。一般来说，植物油含有多种亚油酸和亚麻酸，故其营养价值要比动物脂高。常食用油脂必需脂肪酸的含量见表2-6。

表 2-6 常食用油脂必需脂肪酸的含量

%

油脂名称	必需脂肪酸的含量	油脂名称	必需脂肪酸的含量
棉籽油	75	羊 脂	2.0
花生油	80	牛 脂	3.9
豆 油	87	奶 油	3.6
葵花籽油	64	鸡 油	24.7
猪 油	6.3	鱼 油	16.4

（三）食用油脂营养价值评估

1. 植物油的营养价值

植物油含脂100%，含有人体必需的不饱和脂肪酸，含量高达75%~94%，还含有一定量的胡萝卜素、核黄素和维生素E，其可被完全消化吸收，故营养价值较高。

2. 动物脂

动物脂含脂量99%，含有较多人体不需要的饱和脂肪酸，故营养价值较低，但脂肪中含有人体所需脂溶性维生素，特别是维生素A、维生素D，可适量食用一些动物脂肪。

重要脂肪酸在油脂中的含量见表2-7。

表 2-7　重要脂肪酸在油脂中的含量

%

油脂名称	饱和脂肪酸	不饱和脂肪酸	亚麻酸	亚麻油酸
棉籽油	25	75	50	—
花生油	30	80	26	—
菜籽油	6	94	22	—
豆油	13	87	53	6.0
麻油	14	86	42	—
奶油	60	40	3.2	0.9
猪脂	42	58	8.0	—
牛脂	53	47	2.0	—
羊脂	57	43	4.0	—

五、脂肪的功能

脂肪占人体体重的 10%~20%。正常男性平均为 13.2%，女性平均为 15%。主要分布在人体皮下、体腔、肌肉间隙和脏器周围，是机体不可缺少的营养物质。

（一）构成组织

脂肪中的必需脂肪酸是构成人体内细胞膜和原生质、脑组织、神经细胞的重要物质。同时，脂质中的胆固醇还是组成维生素 D、胆汁酸、性激素、肾上腺激素的重要原料，这些物质在调节、维持机体代谢的过程中起着重要作用。

（二）保护脏器

人体内的脂肪组织填充在神经、血管和内部器官之间，保护这些器官免受外来伤害。此外，体内脂肪还有支撑内脏、使内脏保持一定位置的作用。若过度消瘦时，可导致内脏下垂病，如肝下垂、肾下垂和胃下垂等。

（三）溶媒作用

脂肪是维生素 A、维生素 D、维生素 E 和维生素 K 的溶媒。上述维生素只有溶解在脂肪中才能在体内被吸收利用。脂肪摄取不足时，可造成脂溶性维生素的缺乏。

（四）保温防寒

脂肪是不导热体，人体皮下脂肪具有保存体内温度、使热量不外散的作用，特别是冬季可以抵御寒冷的侵袭。

（五）能量储存

体内脂肪是热能储存库。当摄入食物的能量过高时，体内可将一部分热能转化为脂肪储存于体腔和皮下，以备摄入能量不足时使用。另外，脂肪又是高能量物质，1克脂肪在体内经氧化后可产生 9 千卡（37.7 千焦耳）热能。

（六）增味饱腹

脂肪可让食物更加美味，促进食欲。脂肪富含热量，在胃内停留时间长，饱腹作用强。

六、脂肪的供给量

人体脂肪的供给量是根据人的年龄、生理变化和劳动强度的不同来确定的。

（1）正常成人按每人每日每千克体重 1~1.5 克计算，其脂肪供给量应占总热量的 20%~25%。一般认为每日食物中有 50 克脂肪即可满足生理需要。从事劳动强度大的体力劳动，妇女妊娠、哺乳期和青少年发育期，均应增加脂肪的供给量；而中年人要适当控制脂肪的摄取量，老年人要限制脂肪和胆固醇食物的摄取量，特别是动物性脂肪类。

（2）患有肝脏病、高血压病和高血脂的人，一定要严格限制动物脂肪和胆固醇食物的摄入量，以防导致脂肪肝和加重动脉粥样硬化等。

七、脂肪的来源

（一）动物脂类

动物脂类主要指动物体内储存脂，在常温下呈固态，习惯上称为脂。如猪脂、牛脂、羊脂和禽脂，以及奶油、蛋黄中的脂肪等。

（二）植物油类

植物油类是指植物的种子或果实经加工制成的油类，在常温下呈液态，习惯上称为油。它包括植物种子的油类，如芝麻油、菜籽油、豆油、玉米油、花生油和棉籽油等；植物果实的油类，如核桃油、葵花籽油、茶籽油。

必需脂肪酸的最好来源是植物油类，动物脂中含量较少。含必需脂肪酸较高的是玉米油、大豆油、麻油和花生油等。

第三节　碳水化合物

碳水化合物广泛分布于生物界，尤以植物界最多，约占植物体干重的80%。主要存在于植物的根、茎、叶、果实和种子中，以谷类食物含量最为丰富。

碳水化合物是人体丰富而又经济的热能资源，它的发热量与蛋白质相等，但经济价值则较低，在体内氧化完全，可满足人体急需。

一、碳水化合物的化学元素组成

碳水化合物是由 C、H、O 这 3 种元素组成的一大类有机化合物，其 C、H、O 的比例为 $1:2:1$。

碳水化合物与蛋白质相比，其元素组成没有 N 元素，因此碳水化合物不能代替蛋白质。

碳水化合物与脂肪相比，其元素组成是一样的，只是比例不同，因此，碳水化合物可在人体内合成脂肪使人肥胖。

二、碳水化合物的分类及特性

碳水化合物按构造和分子量分为单糖、双糖、多糖、寡糖。

（一）单糖

单糖是指结构上由 3~6 个碳原子构成的、最简单的糖。其特点是：有甜味，葡萄糖甜度为 74；果糖是糖中最甜者，甜度为 170；半乳糖甜度为 32.1。单糖呈结晶体，易溶于水，可被人体直接吸收利用。它是一切复杂糖的基本组成单位，是自然界分布最广、最重要的糖类。食物中常见的单糖有葡萄糖、果糖和半乳糖。

（二）双糖

双糖是由两个单糖分子组成的糖类。味甜，蔗糖甜度是糖的基础甜度，为 100；麦芽糖甜度为 32.5，乳糖甜度为 20。双糖易溶于水，要经过人体消化酶和酸的作用才能被分解为单糖。蔗糖呈大单斜结晶体，极易溶于水，熔点 160~186℃，是食品工业的原料，也是制作点心、冷饮食品的甜味剂，还是烹制甜味、糖醋味、甜咸味菜肴的调味品，并且可被制成焦糖作菜肴上色使用。麦芽糖是饴糖的主要成分。饴糖是糕点、面包的配方原料和烹饪常用的原料。饴糖加热时随温度的升高可增加成品色泽，在面团中添加还可起黏结和松发作用，适用于制作饼皮。此类糖主要包括蔗糖、麦芽糖和乳糖。

（三）多糖

多糖指聚合度≥10的碳水化合物，是一种高分子化合物，味不甜，主要包括淀粉、糊精、糖原和纤维素。淀粉是植物贮藏物质，一般集中在块根、块茎、果实、种子中，呈白色粉末状，最终可被分解为葡萄糖，从而被机体吸收利用。根据结构的不同分为支链淀粉和直链淀粉两种，植物中含75%~85%支链淀粉和15%直链淀粉。淀粉糊化后的糊由三部分组成：一部分是真淀粉液，另一部分是淀粉糖，还有一部分是淀粉胶。淀粉糊中所含淀粉胶的胶粒越多，黏性就越大。包含在植物块茎（如藕、甘薯、马铃薯等）中的淀粉，所含淀粉胶粒往往比谷类（如米、面粉等）多，所以它们的黏性较大，烹饪上常用它们来挂糊上浆、勾芡。糊精是淀粉遇酸或被加热后的生成物。糊精溶于凉水，有黏性，可制粘贴剂。糖原是葡萄糖聚合而成的多糖体，为动物体中的能量物质，存在于动物的肌肉和肝脏中，当肝糖原过多时可转化为脂肪，贮存于体内组织中。纤维素是较复杂的多糖，是构成植物细胞壁的主要物质，存在于果、菜、粗粮、豆类、植物的叶与茎中，不溶于水，仅在水中膨胀，不能被人体消化吸收，但对粪便的排泄起重要作用。英国利兹大学研究结果表明，食物中的纤维素能够降低患心血管疾病的风险，研究认为食物纤维素的摄取量每日增加7克，患病的风险可降低9%。

（四）寡糖

也称低聚合糖，指聚合度为3~9的碳水化合物。

三、碳水化合物的消化和吸收

（一）碳水化合物的消化

食物中的淀粉是大分子聚多糖，必须经过消化道消化酶（如唾液淀粉酶、麦芽糖酶和胰淀粉酶等）的协同作用才能变为小分子单糖，从而透过肠壁被吸收进体内。

（二）碳水化合物的吸收

碳水化合物的吸收全部过程在小肠中进行。多糖转化成单糖后被吸收入肠黏膜细胞，再进入小肠壁内的毛细血管，汇集于门静脉入肝脏，肝脏再将糖由肝静脉输入血液循环而进入全身各个组织。

碳水化合物类食物除了提供能量外，还可在体内合成糖原储存于肝脏和肌肉中，也可由肝脏转化为脂肪储存于皮下、体腔。因此，摄入过多碳水化合物可使人肥胖。

四、碳水化合物的功能

碳水化合物是人体热能的主要来源，并且还是构成细胞、组织不可缺少的物质，对机体生长发育起着重要作用。

（一）供给热能

机体的生理机能代谢和劳动所消耗的能量，主要靠碳水化合物来补充和维持。它具有经济、易消化、产能迅速、满足体内急需、体内氧化完全而无中间代谢产物的特点。

人体脑组织、肌肉组织特别是心肌和骨骼肌等所需的能量，70%来源于碳水化合物。当机体缺糖时可造成头昏、心慌、心跳、出冷汗、四肢酸痛的状况，严重时可引发昏厥。

（二）构成机体的重要物质

碳水化合物是构成机体的重要物质，参与细胞的多种活动。例如，碳水化合物与脂肪形成的糖脂是细胞膜与神经组织结构的成分之一；碳水化合物与蛋白结合的糖蛋白，是一些具有重要生理功能的物质（如抗体、某些酶和激素）的组成部分；核糖及脱氧核糖（是由葡萄糖代谢过程转化而来）是核酸的重要组成部分。碳水化合物对维持神经系统的机能活动也有特别的作用。

（三）维持血糖

机体所有细胞、组织和血液循环中都有一定量的葡萄糖。血液正常含糖量为每百毫升 80~120 毫克，缺乏或过多均可造成组织损害。如血糖高于每百毫升 120 毫克以上时，为高血糖症，易导致糖尿病；如果血糖低于每百毫升 70~80 毫克时，称为低血糖症，易发生低血糖休克，甚至导致肝组织损害。

（四）防止酸中毒

当摄入足够的糖类食物时，可减少脂肪过多氧化所带来的酸中毒，即当糖类食物摄取不足时，人体会因体内缺糖动用大量脂肪氧化产能，随之而来的中间代谢产物——酮体易导致人体酸中毒。

（五）节约蛋白质

人体在摄入蛋白质的同时，摄入足量的糖类食物，体内就有足够的糖产能，能预防体内或膳食蛋白质的消耗，不需要动用蛋白质来供能，起到节约蛋白质的作用。

（六）促进肠蠕动，有利于粪便排出

人类膳食中的纤维有 50% 以上可被肠道细菌的酶分解成乳酸、乙酸以及其他短链低级脂肪酸；纤维素吸水浸涨后，可增加粪便的体积，粪便体积的增加和低级脂肪酸的形成，可促进肠道的蠕动和粪便的排出。根据流行病学调查结果，在膳食中含有大量纤维素的人群，出现结肠炎以及结肠癌的机会较少。凡纤维素含量多者，胆固醇在血清、肝脏和主动脉中的沉积较少，出现动脉粥样硬化的可能较少。

五、碳水化合物的来源

（一）淀粉食物

这类食物是指大米、麦粉、小米、玉米和高粱等，并且还有马铃薯、藕、粉条和杂豆等。

（二）纯糖类食物

此类食物主要包括各种白糖、红糖、冰糖、葡萄糖、果糖和蜂蜜等。

（三）蔬菜和水果

这类食物主要有植物的块茎、根、茎秆等中的淀粉、纤维素，水果中的果糖。

上述各种可以供给碳水化合物的食品中，应尽量以粮食为主要来源，同时，为了得到一定数量的纤维素，还应多吃蔬菜和水果，而少吃纯糖类食物。

第四节　维生素

维生素是一类低分子有机化合物。它既不参与供能，又不形成机体组织，而主要是促进人体正常生理机能代谢。

维生素需要量甚微，但绝对不可缺少，长期供给不足可引起代谢紊乱以及病理状态。因此，它的作用是其他营养物质不可代替的，必须每日从食物中摄取。

根据维生素溶解性能分为脂溶性维生素和水溶性维生素两大类。

第一类是脂溶性维生素。此类维生素溶解于脂肪中，不溶于水，与机体脂肪代谢有关，包括维生素 A、维生素 D、维生素 E 和维生素 K 等。

第二类是水溶性维生素。是指溶解于水中的维生素，易于在烹调中损失。主要有维生素 B_1、维生素 B_2、尼克酸、叶酸、维生素 B_6、维生素 B_{12} 和维生素 C 等。

现已知维生素有 30 余种，其中有 20 余种与人体健康和发育有关。目前人体易缺乏的维生素有维生素 A、维生素 D、维生素 B_1、维生素 B_2 和维生素 C。

一、脂溶性维生素

（一）维生素 A

维生素 A 是一种环状不饱和一元醇，溶于脂肪。它有两种来源：一是动物活性维生素 A；二是胡萝卜素，分为 α、β、γ 三种。

1. 生理功能

（1）促进体内组织蛋白质合成，加速生长发育。经科学试验，维生素 A 能提高幼小动物对氮的利用作用，从而促进体内组织蛋白质的合成、细胞分裂和刺激新细胞的生长。当缺乏维生素 A 时，会引起生长停滞。

（2）维持视觉的正常功能，预防和治疗夜盲症。维生素 A 参与视网膜内杆细胞中视紫红质合成。视紫红质是杆细胞视弱光的主要物质。维生素 A 缺乏会使人眼暗适应能力低下，在黄昏和较暗的环境中视物不清。

（3）促进皮肤正常发育，维持黏膜正常代谢。维生素 A 能影响表皮生发层的发育，防止表皮增殖和角化过度。缺乏时可致皮肤干燥，患鱼鳞癣，头发干枯而失去光彩、脱落，指甲变脆等，也可造成眼干燥症和其他黏膜的感染性疾病。

（4）维持骨齿健康。维生素 A 能使骨骼钙化，促进骨骼的生长发育。同时，维生素 A 还能促进牙釉质的发育，增强牙齿的坚固性。当缺乏时人体易骨折。

（5）具有抗癌作用。实验证明，维生素 A 具有预防皮肤癌、肺癌、膀胱癌、乳腺癌、宫颈癌等多种癌症的作用。当缺乏时，机体对化学致癌物具有易感性。

2. 来源

（1）动物来源。含量丰富的有动物肝脏、鱼肝油，其次为蛋黄、奶油和黄油等。

（2）植物来源。主要是含有胡萝卜素的蔬菜和水果等。含量较高的蔬菜有胡萝卜、龙须菜、苜蓿菜、雪里蕻、苋菜、油菜、菠菜、芹菜叶、荠菜和韭菜等，其次为辣椒、豌豆、茄子、南瓜、红薯等；水果有橘子、香蕉、红果、杏等。

（二）维生素 D

维生素 D 是类固醇衍生物，有多种。对人体起重要作用的是维生素 D_2 和维生素 D_3。人和动物皮肤脂肪中含有维生素 D_3 前身——7-脱氢胆固醇，经紫外线照射可转变为维生素 D_3。因此，日光浴具有使人强身健体的功效。

1. 生理功能

（1）促进骨质钙化，构成健全的骨骼和牙齿。维生素 D 具有抗佝偻病作用，对人体钙磷代谢和骨骼发育有着重要意义。它能促进钙磷在肠内吸收，保证钙沉淀形成羟基磷灰石。缺乏时，易阻碍钙成骨并造成小儿佝偻病和成人软骨病。

（2）保持血钙浓度，预防手足搐搦症。

2. 需要量

正常成人每人每日需 400 国际单位，儿童每人每日需 500 国际单位。

1 国际单位维生素 D = 0.025 微克 D_3

3. 来源

维生素 D 常与维生素 A 伴存于动物性食品中。含量较多的有鱼肉、蛋黄和奶油等，但牛奶中含量较少。

二、水溶性维生素

（一）维生素 B_1

维生素 B_1 又称硫胺素，呈白色针状结晶体，是水溶性 B 族维生素类。在自然界中常与焦磷酸结合成焦磷酸硫胺素，多存在于谷类、肉类等食品中。

1. 生理功能

（1）维生素 B_1 有维持正常糖代谢和神经传导功能，参与细胞中碳水化合物中间代谢。在体内和焦磷酸结合成辅羧化酶，再与蛋白质结合变成羧化酶，参与丙酮酸分解过程。当缺乏时，丙酮酸贮积于体内，人体会出现多发性神经炎、心脏活动失调和胃机能障碍等症候群。

（2）促进正常生长发育。维生素 B_1 有促进氨基酸的转氨作用，可以增加机体氮平衡、加速蛋白质的合成。资料表明，维生素 B_1 还有促使体脂合成的能力，从而促进人体的生长发育。当缺乏时，可使小儿发育受阻，也可伴有语言困难、记忆力衰退等。

（3）增进食欲。维生素 B_1 有促进胃液分泌的作用，可帮助消化食物。

2. 需要量

维生素 B_1 的供给量是按热量标准来计算的。世界卫生组织资料表明，膳食中维生素 B_1 供给量应为 0.6 毫克 /1 000 千卡，如低于 0.3 毫克 /1 000 千卡，即会引起脚气病。根据上述原则，正常成人每人每日需 1.2~2.0 毫克；发育期需 1.2~1.8 毫克；高温下劳动者和重体力劳动者应为 5~6 毫克。

3. 来源

（1）动物来源。维生素 B_1 主要分布于畜肉中的瘦肉、肝脏、心脏以及蛋黄、甲鱼和青鱼等中。

（2）植物来源。维生素 B_1 主要存在于谷外皮层和胚芽中。含量高的有酵母、米糠、麦麸、糙米、胚芽，粗粮中的小米、玉米面、荞麦面、黑面，豆类中的豌豆和黄豆。

（二）维生素 B_2

维生素 B_2 又名核黄素，是水溶性 B 族维生素类。

1. 生理功能

（1）调节机体的物质代谢，促进生长发育。维生素 B_2 构成调节人体许多重要机能的黄酶，并参与糖代谢过程中的氧化产能，合成蛋白质以及脂肪代谢等。维生素 B_2 不足时，可使体内物质代谢发生障碍，影响正常的生长发育。

（2）构成递氢体系中的辅酶。黄酶在生物氧化呼吸链中起传递氢原子的作用。缺乏时可使生物细胞氧化过程发生障碍，出现多种多样的缺乏病，如口、眼和外生殖器黏膜炎症、糜烂等，严重者可致白细胞减少、巨幼红细胞性贫血等。

2. 需要量

维生素 B_2 的需要量是按能量消耗来计算的。调查资料发现，每消耗 1 000 千卡热时需 0.6~0.7 毫克，若每日摄入量降至 0.5 毫克时即出现缺乏症。根据上述原则，成人每人每日需要 1.5~2.0 毫克，高温下劳动者、重体力劳动者可适当增加。

3. 来源

维生素 B_2 广泛存在于动植物性食品中，特别是动物肝、肾、心脏中含量较多；奶和蛋类中含量也较丰富，绿叶菜和豆类食品也有一定含量。

（三）维生素 C

维生素 C 又名抗坏血酸，是一种多羟化合物，具有酸的性质，是在蔬菜和水果中含量丰富的营养物质。

1. 生理功能

（1）预防和治疗坏血病。维生素 C 具有维持细胞间质生长和正常状态的重要作用，并参与胶原蛋白质的合成，缺乏时可致坏血病。主要表现在牙龈、皮肤和内脏出血，牙齿松动和骨骼脆弱、易折断。

（2）增强抵抗力。维生素 C 有促进抗体形成、增加人体抵抗力、预防传染病和促进伤口愈合的功能。

（3）促进铁吸收，刺激骨髓造血机能，有预防和治疗贫血的功用。

（4）促进肝糖原合成，保护肝脏；增强胆红素的排泄，破坏病毒，可预防和治疗急性肝炎。

（5）促进血脂下降，预防和治疗动脉粥样硬化症。

2. 需要量

正常成人每人每日需 50~100 毫克，儿童每人每日需 35~75 毫克。

3. 来源

维生素 C 大都存在于植物性食品中，特别是在蔬菜水果中含量丰富。

第五节　矿物质

矿物质又称无机盐，是人体不可缺少的物质。矿物质在人体中的总量仅为体重的 5%~6%，在组成机体的化学元素中约占 4%（碳、氢、氧、氯约占 96%）。人体所需矿物质已有 60 余种，但必需元素有 14 种，分别是铁、钙、磷、镁、钾、钠、锌、铜、碘、锰、钼、钴、硒、氟，按在人体内的含量可分为以下两类。

（1）常量元素。指人体含量在 0.01% 以上的矿物质，如钙、镁、钾、钠、磷等。

（2）微量元素。指人体含量一般低于 0.01% 的矿物质，如铁、铜、碘、锌、锰、钴、氟、硒等。

人体需要的矿物质很多，但影响较大的有钙、磷、铁、碘、锌 5 种。

一、钙

钙在人体内含量为 1 200 克，其中 99% 分布于骨骼和牙齿中，只有 1% 存在于软组织和体液中，是机体不可缺少的重碱性离子。钙多含在动物性食品和蔬菜中。

（一）生理功能

1. 构成骨骼和牙齿

骨骼系统是以钙、磷、镁为基础，在蛋白质的作用下组成羟基磷灰石，从而构成支撑人体的骨架。

2. 维持神经、肌肉的正常机能

钙参与心肌、骨骼肌和神经的正常代谢，维护神经肌肉的兴奋性，从而保证心脏正常搏动、肌肉正常伸缩、神经正常兴奋传导等。

3. 帮助血液凝固

钙是激活凝血因子的重要物质，它能维持血液的正常凝固，缺乏时可使出血时间延长。

（二）影响钙吸收的因素

1. 钙磷比例

钙必须在一定浓度磷的情况下才能被吸收，膳食中钙磷吸收的最佳比例是 1∶1.2~1∶1.5，老年人若摄入含磷过多的膳食，其钙磷比例大于 1∶2 时，将引起骨质疏松症。

2. 草酸、植酸影响

食物中草酸或植酸能直接与钙生成不溶解钙盐，如草酸钙、植酸钙，不利于钙的吸收。含草酸高的蔬菜有菠菜、春笋、葱头、荸荠和味苦涩的菜类；植酸多的谷类是燕麦、青稞等。

3. 维生素 D 的作用

维生素 D 是促进钙在肠内吸收和体内沉积于骨骼上的重要物质。当缺乏维生素 D 时，可造成钙的不被吸收或钙不沉积于骨骼上。因而在供给含钙量高的食物的同时，要配食含维生素 D 多的食物。

（三）需要量

钙成人每人每日需 0.7~1.0 克，妇女在妊娠、哺乳期每人每日需 1.5~2.0 克，儿童因生长发育，每人每日需 1.0~1.5 克。

（四）来源

钙普遍存在于动物性食品中，动物性食品钙质优、吸收率高。

1. 动物来源

（1）乳类及乳制品。乳钙含量丰富，易被吸收利用，是钙中佳品。

（2）水产品及骨类。水产品含钙丰富的有蛤蜊、螃蟹、虾米、酥小鱼等，骨粉、醋骨汤、醋煎排骨、糖醋排骨等是骨类钙的来源。

（3）蛋类和蛋制品是含钙量较多的食品，它们的钙易被吸收利用，是钙的上品。

2. 植物来源

（1）绿叶蔬菜。绿叶菜中如小白菜、青菜、菠菜等也是钙的来源，但能否被人体吸收利用，视其含草酸量而定。

（2）豆类和豆制品。黄豆本身含有一定量钙，在制作豆腐的过程中又被加入了一定量的钙盐，从而更增加了豆制品钙的含量。

（3）干果和其他水果类。含钙量较高的有杏仁、瓜子、核桃和红果、橘、柑等。

二、磷

磷和钙一样，都是人体形成骨骼和参与组织代谢的重要物质，它广泛存在于动、植物食品中。

（一）生理功能

磷和钙是共同构成人的骨骼和牙齿的重要物质，缺乏时可致骨骼发育不全，同时还能维持神经系统正常机能，调节体液的酸碱平衡。

（二）需要量

磷需要量是钙的 1~2 倍。正常成人每人每日需 1.5~2.0 克，儿童需 2.0 克。

（三）来源

磷在食品中分布很广，膳食中不易缺乏。含磷高的食物有干果类、鱼类、蛋类、肉类、豆类、粗粮和蔬菜等。

三、铁

铁是构成血液中红细胞内血红蛋白的重要物质。人体每天需要量甚微，易于从食物中摄取。

（一）生理功能

铁是构成红细胞中血红蛋白的主要原料，2/3 存在于血红蛋白中。血红蛋白是构成红细胞的主要成分，人体吸入的氧气必须与血红蛋白结合，才能携带到各个组织中，又将各组织中的二氧化碳带回肺部呼出体外，完成其全部呼吸工作。缺乏时可造成缺铁性贫血。

（二）需要量

人体所需铁为低价铁（Fe^{2+}），需要量甚微，但必须每天从食物中摄取。正常成人每人每日需 8~12 毫克，儿童每日需 6~12 毫克，发育期每日需 15~20 毫克。

（三）来源

1. 动物来源

动物性食品中铁品质好，易于吸收利用，是良好的来源。含量丰富的有动物内脏（尤其是肝脏）、瘦肉和蛋黄等。

2. 植物来源

铁在植物性食品中含量少，主要存在于干果、绿叶菜、木耳、豆类和红糖中。

四、碘

碘是人体不可缺少的微量元素，对机体的代谢具有重要作用。食物中的含碘量与当地土壤和水源有密切关系。我国内陆省土壤缺碘，所以饮水和食物中缺乏，国家为了预防碘缺乏病，制定了《食盐加碘消除碘缺乏危害管理条例》，2017 年进行了修订。

（一）生理功能

1. 碘是甲状腺的主要成分

人体含碘量约有 25 毫克，其中 15~25 毫克存在于甲状腺中，它是组成甲状腺素的重要成分。甲状腺分泌的甲状腺素能促进体内的氧化作用，调节体内的新陈代谢。缺乏碘可使甲状腺素分泌减少，新陈代谢率下降，还可使甲状腺结构增殖变化，即甲状腺肿。

2. 碘促进脑神经组织的发育

碘在人体幼年缺乏时，会影响智力及生长发育，成年时缺乏则可使性情失常。

（二）需要量

我国规定正常成人每人每日需 0.1~0.2 毫克的碘，即可满足生理需要。美国规定成年男子每日供给量为 0.13~0.14 毫克，成年女子每日供给量为 0.1 毫克，孕妇每日供给量为 0.125 毫克。

（三）来源

含碘量高的食物主要是海产品，如紫菜、海带、海产鱼虾等。

碘盐，即食盐中加入碘化钾，其比例为 1 吨食盐中加碘化钾 10 克。若每人每日摄入食盐 20~25 克，可获得碘化钾 200~250 微克，相当于摄入碘 150~175 微克，已能满足机体对碘的需要。

五、锌

锌是人体中含量较多的微量元素之一。主要存在于骨骼、血液、皮肤和头发中。血液的锌 75%~85% 分布在红细胞中，主要以碳酸酐酶以及其他金属酶类的形式存在。一般认为头发中含锌量可以反映人体的含锌量。

（一）生理功能

1. 促进人体生长发育

锌是碱性磷酸酶、乳酸脱氢酶等 20 多种酶的组成成分或激活剂。锌通过锌酶的作用促进核酸和蛋白质的合成，加速生长激素的释放，促进生长发育。缺乏时可使人体生长停滞，可出现侏儒状态。

2. 增强人体抵抗力

缺乏时可使人体免疫功能降低，易患传染病。

3. 促进维生素 A 的代谢

维生素 A 还原酶是一种含锌的醇脱氢酶，此酶参与视黄醛的合成与变构。当有足量锌离子时，可促使视网膜内维生素 A 还原酶的合成和发挥作用，使人体充分利用维生素 A。当缺乏时能影响眼的暗适应能力。

4. 加速创伤愈合

锌能促进核酸和蛋白质的合成，从而使细胞生长增速，促进创口和溃疡的愈合。缺锌时使创面、溃疡、灼伤和手术切口愈合延缓。

5. 维持性机能的正常状态

锌能维持性器官和性机能的正常状态，缺乏时可使第二性征发育不良。

6. 增进食欲，改善消化不良症状

人体唾液中的味觉素含有锌离子，它为味蕾及口腔黏膜提供营养，是口腔黏膜上皮细胞的营养因子。缺锌时可造成味觉减退、食欲下降、异食，严重者可不思饮食，甚至拒食。

（二）供给量

我国规定锌的每日膳食供给量，成人每人每日 15 毫克，孕妇和哺乳期妇女每人每日 20 毫克，1~14 岁儿童每日 10 毫克。美国规定成年人日供给量 15 毫克。

（三）来源

1. 动物来源

动物性食品是锌的良好来源，含量高者有牛肉、猪肉、羊肉，每百克含锌 2~6 毫克；鱼和水产品平均含量每百克 1.5 克；乳类食品含量甚少。

2. 植物来源

植物性食物中虽然含有一定量的锌，如豆类平均每百克含 1.5 毫克，小麦每百克含 2.0 毫克，但经过加工，食物的含锌量会下降。另外，谷中含植酸盐能与锌结合而降低锌的利用率。蔬菜、水果含锌量低。

除上述矿物质对人体起着重要作用外，近几年来还发现钠和硒对人体健康起着一定作用。钠除了维持细胞渗透压和神经肌肉的兴奋性，以及细胞膜的通透性外，研究还发现食物中盐过高是引发高血压等慢性疾病的重要因素之一，它还可以引起水钠滞留，导致血容量增加，从而使血压上升。因此，食盐是人体不可缺少但又不能过多的矿物质。硒是 1918 年由瑞典化学家发现的人体不可缺少的一种微量元素。1973 年硒被世界卫生组织确定为人体必需的微量元素。硒参与人体红细胞中谷胱甘肽酶的活性和生长发育的代谢过程，严重缺乏可患"克山病"。食用含丰富硒（Se）元素的食品，可延长人的寿命，故又被称为"长寿元素"。

第六节　水

水，是自然界一切生物生命过程和人类生活中极其重要的、不可缺少的物质。

一、水的特性

（1）水的分子式是 H_2O，按物态变化，分液态、气态和固态。生活中，常利用水的物理变化进行消毒、洗涤和冷藏食品等。

水的冰点是 0℃，沸点是 100℃，在 4℃时体积最小、密度最大。

（2）自然界的水由于在地面、地下流动，自然环境或人为的因素，造成水中夹杂着悬浮固体、胶体粒、无机盐类和生物体，如微生物、寄生虫卵等；也可被工业废水、动物排泄物污染。所以，自然界的水是不纯的。

二、水的功能

（一）水对人体的生理功能

（1）构成人体的重要物质。水在成人体内占体重的 58%~67%，平均为 64.7%，是体液中的主要成分。水还是一种溶解多种矿物质和有机物质（如糖、蛋白质）的溶媒，对于人生理活动的正常进行十分重要。某些原因如腹泻、呕吐、外伤、高热等均会影响体液进出量的平衡，造成各个组织的机能紊乱，严重者可威胁生命。

（2）调节体温。当天热出汗时，汗水可将体内热量带出体外，使体温保持正常，因而具有散热作用。

（3）促进营养物质的运送，加强体内新陈代谢，排出体内废物。

（4）供给人体微量元素。水中含有许多矿物质，特别是氟、碘。水中氟量不足时可致龋齿，氟量过多时可发生斑齿。如果水中含碘量缺乏，可使人患甲状腺肿大。

（5）清洗皮肤、衣物等，给人们提供清洁、舒适、良好的生活环境。

（二）水在烹饪中的作用

（1）水是组成食品的重要部分。一般来讲，蔬菜中含水量较多，平均高达 90%；水产类含水量在 80% 左右；肉类食品的水含量在 60%~70%。

（2）保持食物中的味觉物质和水溶性营养素。食物中的味觉物质和蛋白质、维生素和矿物质大都可溶解在细胞水中，若食物中的水分较多，则食物的味感较好，营养物质保存率也较高，反之味感较差，且营养物质流失也较多。

（3）保持食物多汁。食物中的水分可使烹调好的菜肴多汁、爽滑、鲜嫩、口感好。

（4）可作为热的传递媒介烹调食物，如煮、蒸、炖、涮、汆等。

（5）利用水的冰点保存动植物食物，制作冷饮，降暑降温等。

（6）利用水的冰点对肉食品进行无害化处理；利用水的沸点进行食品、餐具、厨房用具等消毒，杀灭病原菌。

（7）清洁烹饪原料、厨具、餐具及环境卫生，保持食品卫生和操作场地的清洁。

三、需要量

人的需水量是根据热能消耗来确定的。一般来讲，正常人需水量与热能消耗成正比，即每千卡热能需水约1毫升，也可按体重计算，成人每千克体重需水30~40毫升。特殊情况如发烧、高温作业和重体力劳动应相应增加水量。

四、来源

人体水主要来源于饮水、食物中含的水分和体内代谢水。

（1）饮料。主要指饮用茶水、果汁和汤汁等，每日可摄取1 300毫升以上。

（2）食物水分。主要指饭食、菜肴和水果中的水分，约为900毫升。

（3）新陈代谢。指人体内各种有机物质氧化产能过程所生成的水，每日约为300毫升。

第七节　人体热能

人体热能，是指食物中的化学潜能经过机体氧化，释放出供给人体所需的热能。热能是维持机体生命活动（如生长发育、组织修补、肌肉运动和精神活动等）的能源。

一、人体热能来源

人体热能是通过食物中的碳水化合物、蛋白质和脂肪获得的，通常将这些物质称为热源质。食物中无机盐和维生素没有提供热能的作用。在我国，碳水化合物是主要能源，通过谷类食物供给。

碳水化合物和脂肪在体内氧化，最后生成二氧化碳和水；蛋白质分解成为氨基酸后，在体内脱去氨基变成脂肪酸，同样也被氧化，产生二氧化碳和水。营养素在体内被氧化成为二氧化碳和水并放出能量的过程称为生物氧化。生物的这种氧化主要生成热能，来提供人的生命及从事各种活动所必需的能量。我国人民膳食中总热量的60%~70%来自碳水化合物，10%~14%来自蛋白质，16%~20%来自脂肪。所以碳水化合物是最重要的热能来源，其次是脂肪。蛋白质虽然也提供一部分热能，但其在机体内的主要功用是形成人体的有形成分，维护生长发育，并非供给热能。

二、人体热能消耗

人的生命过程，每一个现象都要进行能量消耗。一般来讲，能量消耗是通过下面三个方面进行的。

（一）基础代谢耗能

人体清醒、安静、空腹状态时，生命活动所需要最低限度的热量，被称为基础代谢热能。基础代谢与性别、年龄、体表面积、体重、内分泌状态和气温等都有着密切关系。

1. 基础代谢与体表面积的关系

一般来说，体表面积越大，身体越重，基础代谢率相对越高。正常情况下，成人男性每小时每平方米体表面积需要 38 千卡热能，女性每小时每平方米体表面积需要 35 千卡热能。

由于人体的个体差异，也可根据身高、体重来计算体表面积。通常采用许文生氏计算法，其公式是：

体表面积（平方米）＝ 0.006 1 × 身高（厘米）＋ 0.012 8 × 体重（千克）－ 0.125 9

例：某饭店一位男服务员，年龄 20 岁，体重 61.5 千克，身高 168.5 厘米，请算出这位服务员的体表面积和一日的基础代谢耗能。

解：体表面积（平方米）＝ 0.006 1 × 168.5 ＋ 0.012 8 × 61.5 － 0.125 9 ≈ 1.69 平方米

一日基础代谢耗能（千卡）＝38 × 1.69 × 24＝1 541.28 千卡

答：这位服务员的体表面积约为 1.69 平方米，一日基础代谢耗能 1 541.28 千卡热能。

2. 基础代谢与体重的关系

正常情况下，基础代谢每小时、每千克体重所需热能为 1 千卡。

正常人体重计算公式如下：

正常人体重（千克）＝身高（厘米）－ 105

上下相差 10% 为正常体重。

3. 基础代谢与年龄的关系

根据检测证明，基础代谢率与年龄有密切关系。一般认为 20 岁以前为基础代谢旺盛阶段；20~39 岁为基础代谢平衡阶段，因而生理上常以此阶段的代谢率为基数；

40~49 岁能量消耗减少 5%；50~59 岁减少 10%；60~69 岁则减少 20%。

4. 基础代谢与性别的关系

据测定，男性基础代谢较高，比女性高 5%，这是由于男性肌肉组织比女性发达的缘故。

（二）食物特殊动力作用耗能

进食数小时内可使机体代谢率提高，"额外"增加热能的消耗，这称为食物的特殊生热作用或食物的特殊动力作用。经科学测定，正常成人若进食混合膳食，则能量代谢比原来的基础代谢率增高 10%；若吃全蛋白质食物，则增加热量消耗可达 30%；若吃糖类或脂类食物，则可增加热量消耗 4%~6%。在计算能量时应考虑这部分的"额外"消耗。

（三）劳动代谢耗能

人们每天进行的各种劳动，是人体能量消耗的主要方面。

1. 劳动耗能

劳动一般分为体力劳动和脑力劳动两个方面。一般来讲，劳动强度越大热量消耗越多。我国各种劳动强度一日所需热量见表 2-8。

表 2-8　我国各种劳动强度一日所需热量

劳动强度	工 作 举 例	所需热量（千焦耳）
极轻体力劳动	办公室工作，组装和修理收音机和钟表	9 204~10 042 （2 200~2 400）
轻体力劳动	售货员、化验室操作人员、教员等	10 042~10 878 （2 400~2 600）
中等体力劳动	大中学生的日常活动、机动车驾驶员、电工、切削工	11 715~12 552 （2 800~3 000）
重体力劳动	非机械化农业劳动、炼钢、舞蹈、体育运动员等	14 226~15 062 （3 400~3 600）
极重体力劳动	非机械化的装卸工、伐木、采矿、砸石工等	17 573 （4 200）

注：括号内的数字单位为千卡。

2. 生活耗能

生活耗能主要指人们的日常生活所消耗的热能。人要生存就必须进行一些日常生活所必需的活动，如走路、谈话、打扫卫生等。这些活动也会消耗一部分热能，具体见表 2-9。

表 2-9　日常活动的能量消耗

千焦耳

活动项目	每分钟能量消耗	活动项目	每分钟能量消耗
篮球	36.0（8.6）	吃饭	10.5（2.5）
足球	37.7~50.2（9.0~12.0）	睡觉	4.2~5.0（1.0~1.2）
游泳	50.2（12.0）	洗衣服	5.4（1.3）
跳舞	12.6~29.3（3.0~7.0）	缝衣服	3.8（0.9）
爬山	44.8~55.2（10.7~13.2）	擦地	5.0（1.2）
骑自行车	18.8~46.4（4.5~11.1）	写字	1.7（0.4）
走路	10.5~23.0（2.5~5.5）	熨衣服	8.4（2.0）
跑步	41.8~60.7（10.0~14.5）	整理床铺	3.3（0.8）
上楼	41.8~50.2（10.0~12.0）	洗涤	4.2（1.0）
上课	4.2~8.4（1.0~2.0）	扫地	7.1（1.7）
看电视	6.3~6.7（1.5~1.6）	洗碗盘	4.2（1.0）
谈话	4.2~5.0（1.0~1.2）	个人卫生	3.8（0.9）

注：括号内数字单位为千卡。

三、热能计算和热能的供给量

（一）热能计算

1. 食物热价

食物热价是指 1 克热源质在同等量氧的作用下所释放的热量。例如，1 克碳水化合物或蛋白质同 0.81 升氧在体内发生反应可产生 4.1 千卡热量；1 克脂肪同 0.81 升氧在体内发生反应可产生 9.3 千卡热量。

由于食物中所含营养素在消化道内并非全部被吸收，所以，营养素在体内氧化释放能量时，还应考虑吸收率。正常人吃普通混合膳食时，碳水化合物的平均吸收率为 98%，脂肪为 95%，蛋白质为 92%。根据上述因素营养学中统一规定碳水化合物和蛋白质的热价为 4.0 千卡（16.7 千焦耳）、脂肪的热价为 9.0 千卡（37.7 千焦耳）。

2. 热能计算单位

（1）千卡。千卡是指 1 千克水升高 1 摄氏度所需要的热量，其全称为"千克卡"，简称"千卡"，是营养学常用的单位，也是我国目前采用的能量计量单位。

（2）焦耳。焦耳是指用"1 牛顿"力把 1 千克重物体移动 1 米所需的能量。这是国际通用能量计算单位。

1千焦耳是1 000焦耳；1 000千焦耳是1大焦耳，营养学上常用大焦耳作为热能计算的单位。

3. 食物中的热量计算

先查出所吃食物产热营养素的含量，乘以各营养物质的热价，将三者热量加起之总和，即为该食物的热量。

例：100克米饭的热量是多少？

解：100克米饭中含蛋白质1.9克、脂肪0.5克、碳水化合物28.8克。其热量是：

$$1.9 \times 4 + 0.5 \times 9 + 28.8 \times 4 = 127.3 \text{ 千卡}$$

（二）人体能量供给

健康人从食物中摄取的能量和体内所消耗的能量经常保持平衡状态，否则就会引起体重的减轻或增加。但并非每天内摄取和消耗的能量总是相等的，一般情况每个人在5~7天内能量摄入量和消耗量之间保持平衡。因此，人体热能的消耗量即为供给量。

人体对热能的需要是根据劳动种类、年龄、性别等因素来确定的。其供给量的标准，是根据基础代谢、食物的特殊动力作用和劳动强度而制定的。

📖 本章小结

人体所需营养素有的构造、修补和填充体内组织，如蛋白质，脂肪，矿物质中的钙、磷、铁等；有的供给人体热能、维持体温、保持生命活动和工作能力，如碳水化合物、脂肪和蛋白质等；有的调节生理功能，使人体器官进行正常工作，如维生素类、矿物质类等；有的能促进胃肠正常蠕动，保持正常的排泄粪便功能，如纤维素类等。从食品学角度讲，营养素又是组成食品的化学成分。这些物质都以不同的方式存在于动植物食品中，是评价食品营养价值的重要指标。

❓ 思考与练习

一、名词解释

1. 营养素   2. 必需氨基酸   3. 不饱和脂肪酸   4. 食物热价

二、单选题

1. 精氨酸和酪氨酸是（   ）。

A. 必需氨基酸   B. 半必需氨基酸   C. 非必需氨基酸

2. 我国正常成人（　　）供给量为每人每日每千克体重 1.5 克。

A. 蛋白质　　　　　　　　B. 脂肪　　　　　　　　C. 碳水化合物

3. 蔗糖属于（　　）。

A. 单糖　　　　　　　　　B. 双糖　　　　　　　　C. 多糖

4. 人体缺乏（　　）时易患坏血病。

A. 维生素 B_1　　　　　　B. 维生素 B_2　　　　　C. 维生素 C

三、问答题

1. 营养素包括哪些种类？

2. 蛋白质是由哪些元素构成的？它分为哪三类？

3. 氨基酸按人体生理需要分为几类？各类包括哪些氨基酸？

4. 什么是蛋白质的生物价和互补作用？其互补作用的原则有几条？

5. 如何评价食用油脂的营养价值？

6. 脂肪的功能有哪些？

7. 碳水化合物按结构和分子量分几类？各类糖有什么特性？

8. 碳水化合物的功能有哪些？

9. 维生素分哪几类？各类维生素的生理功能是什么？

10. 矿物质分哪两类？钙、磷、铁、碘、锌的生理功能有哪些？

11. 哪些因素影响钙的吸收和利用？

12. 什么是千卡？什么是焦耳？

第**3**章 / 食品的营养与卫生

📖 **学习重点**

● 各种食品的营养素含量、营养价值、卫生指标
● 合理调配膳食、消除食品中出现威胁人体健康的有害因素
● 转基因食品的种类、特征和安全评估

第一节 畜肉类及其制品的营养与卫生

肉类食品包括牲畜的肌肉、内脏及其制品。它们能供给人体所必需的氨基酸、脂肪酸、无机盐和维生素。肉类食品吸收率高，饱腹作用强，味美，可以烹调成各种各样的菜肴，所以食用价值较高。

一、畜肉类食品的营养价值

（一）畜肉的营养价值

1. 畜肉中的蛋白质

（1）蛋白质含量：肉类食品蛋白质含量 10%~20%。含量高者为牛肉，为 12.6%~20.3%；其次为羊肉，为 11.1%~17.3%；较低者为猪肉，为 9.5%~17.4%，瘦肉中含量最多。

（2）蛋白质的营养价值。

①畜肉中蛋白质所含的必需氨基酸，其种类和组成比与人体的氨基酸接近，并富含一般植物性食品所缺乏的精氨酸、组氨酸、赖氨酸、苏氨酸等，所以营养价值较高。

②畜肉中还含有能溶于水的含氮浸出物，包括肌凝蛋白原、肌肽、肌酸、肌酐和嘌呤碱，这些物质是肉汤鲜味的主要来源。

2. 畜肉中的脂肪

（1）脂肪的含量：畜肉脂肪的多少和牲畜的肥瘦程度有关，一般来讲，动物越肥，

脂肪含量越多。含量高者为猪肉，脂肪平均含量为59.8%；羊肉次之，约为28.8%；牛肉较低，平均为10.2%。

（2）脂肪的营养价值：畜脂包括固脂和类脂两类，固脂主要成分为饱和脂肪酸，营养价值不大；类脂包括卵磷脂、胆固醇和游离脂肪酸等，对人体具有一定的生理价值。

3. 畜肉中的碳水化合物

畜肉中的碳水化合物以糖原形式存在，一般约占动物总糖原量的5%，健康动物如屠宰前未过度疲劳，糖原含量较高。动物屠宰后，畜肉在保存过程中由于酶的分解作用，糖原含量下降，乳酸含量相应增高，因而畜肉的pH值逐渐下降。

4. 畜肉中的无机盐

肉品无机盐的总量为0.6%~1.1%，其中钙含量为7~11毫克/100克，且吸收率较高；磷含量为127~137毫克/100克。肉类中铁的含量与屠宰过程中放血程度有关，为0.4~3.4毫克/100克。猪肝和猪肾中铁含量为6.2~25毫克/100克，吸收利用率达67%。在制作菜时，如加适量醋，有利于钙的游离，从而增加畜鲜肉钙的含量和吸收率。

5. 畜肉中的维生素

肉品中的维生素以硫胺素、核黄素和尼克酸较多，肝中除含有较多的B族维生素外，还有丰富的维生素A和维生素D。

6. 畜肉的水分

瘦肉中含水量为50%~75%。以牛肉含水量最高，为68.1%；其次是羊肉，含水量为58.7%；猪肉含水量较低，为29.3%。一般动物内脏含水量都比肉品高，其中猪肝为71.4%，羊肝为69%，牛肝为69.1%。

（二）畜肉制品的营养价值

畜肉制品的种类很多，主要有香肠、腌肉、熏肉、火腿、烤肉、叉烧肉、肉干和肉松等，多用猪肉、牛肉制成。按其制作方法不同，可分为干制品和腌制品两类。

1. 干制品

干制品是将肉煮熟灭菌，然后迅速干燥制成。由于肉干水分含量低，微生物的生长受到抑制而得以较长时间地保存。常见的干制品有肉干和肉松两类。

（1）肉干：是将精选瘦肉切成块加作料煮熟后，再切成小块烘制而成，如牛肉干、猪肉干。由于肉干要经过干制，其营养除维生素A、D比鲜肉少外，蛋白质、脂肪、矿物质都有明显增加。

（2）肉松：是将精选的瘦肉煮熟、焖烂，在锅里炒干搓成纤细状后再烘干而成。主要有猪肉松和牛肉松，以猪肉松品质最好。肉松不仅味鲜美，由于经干制营养素含量丰富，易于消化。

2.腌制品

腌制肉是利用高浓度盐液扩散、渗透等作用，抑制肉中酶的活性和微生物的生长，达到长期保存的目的。其含盐量在6%~12%，平均10%，深层肉中食盐不能低于7%。食盐过多会影响口味，过少不宜长久保存，也达不到无害化处理的目的。由于加工方法不同而使各种制品别具风味。常见的腌制品有咸肉、腊肉、香肠等。

畜肉制品的主要营养素含量、维生素和矿物质含量分别见表3-1，表3-2。

表3-1　畜肉制品的主要营养素含量

克

名称	食品量	水分	蛋白质	脂肪	碳水化合物	灰分
牛肉干	100	9.3	45.7	40.0	1.8	3.2
牛肉松	100	2.7	8.2	15.7	67.7	5.7
猪肉松	100	9.4	23.4	11.5	49.7	6.0
咸肉	100	23.0	15.0	34.0	20.3	7.7
腊肉（培根）	100	63.1	22.3	9.0	2.6	3.0
香肠	100	30.0	18.4	32.5	10.0	9.1

表3-2　畜肉制品的维生素和矿物质含量

名称	食品量（克）	维生素A（国际单位）	维生素B_1（毫克）	维生素B_2（毫克）	尼克酸（毫克）	维生素C（毫克）	钙（毫克）	磷（毫克）	铁（毫克）
牛肉干	100	—	0.06	0.26	15.2	0	43.0	464	15.6
牛肉松	100	90.0	0.04	0.11	0.9	0	76.0	74	4.6
猪肉松	100	44.0	0.04	0.13	3.3	0	41.0	162	6.4
咸肉	100	0	0	0.24	0.3	0	53.0	0	0
腊肉（培根）	100	—	0.90	0.11	4.5	0	2.0	228.0	2.4
香肠	100	0	0	0	0	0	8.0	140.0	0.10

二、肉类及肉制品的卫生标准

肉类食品营养丰富，含水量高，在屠宰、运输、储藏、制作和销售等过程中容易被微生物污染，据有关资料统计，肉类食品是引起细菌性食物中毒最多的食品。另外，牲畜的某些传染病、寄生虫病也是通过肉食品传染给人的。所以，必须加强肉类食品各个环节的卫生管理，包括肉尸检查、预防污染措施等。这是提高肉类食品卫生指标的关键。

熏肉、火腿、烟熏香肠和叉烧肉等肉制品，在加工过程中直接与炭火接触或烟熏，有可能受 3，4-苯并芘的污染，目前已经确定此种多环芳烃与诱发胃癌有直接关系。热源的选择和烤制方法很重要，据调查用电热烧烤可以减少 3，4-苯并芘的污染。

（一）鲜肉的卫生标准

鲜肉是指屠宰后经冷却及成熟阶段的畜肉。鲜肉属易腐食品，是食品卫生监督、监测管理的主要对象。其主要卫生问题是防止腐败变质、食物中毒、人畜共患传染病与寄生虫病等。

1. 鲜肉的感官卫生标准

确定鲜肉质地是否良好，要通过手触、眼观、鼻嗅等感觉器官的检查。注意畜肉的颜色、硬度、气味、肥瘦程度、放血状况，是否存在着溢血，皮肤有无紫斑、水肿，肉质有无污染等情况，加以综合判断，以确定畜肉食品的优劣。

（1）鲜肉的外观色泽。新鲜畜肉皮肤呈白色或淡玫瑰红色，有光泽；肌肉呈红色，有光泽；脂肪洁白或淡黄色，有光泽。次鲜肉的畜肉皮肤色略暗，有一层风干的暗灰色外膜；肌肉色稍暗；脂肪光泽差。变质畜肉皮肤干燥呈灰色，肌肉暗红色，脂肪呈黄绿色或灰绿色，无光泽。

（2）鲜肉的黏度。新鲜畜肉表皮微干或微湿润，有风干膜，不应黏手。次鲜畜肉表皮干燥或湿润黏手，新切面湿润。变质畜肉皮肤表面湿润黏手，新切面有黏液。

（3）鲜肉肉质弹性。指压畜肉皮肤的凹陷能立即恢复的为新鲜肉；指压畜肉皮肤凹陷恢复较慢且不完全恢复者为次鲜肉；指压畜肉皮肤凹陷不能恢复并留有明显痕迹者为变质肉。

（4）鲜肉的气味：新鲜畜肉具有良好的正常气味；次鲜肉具有酸霉味和腥臭味；变质畜肉具有腐败的恶臭味。

（5）鲜肉的肉汤：新鲜畜肉汤透明澄清，脂肪团聚于汤的表面，无絮状物，有芳香鲜美味。次鲜肉汤稍浑浊，脂肪较少，呈小滴浮于表面，香味差。变质畜肉汤浑浊，有絮状物，脂肪极少，有臭味。

2. 畜肉的成熟过程

牲畜被屠宰后，在自然条件下，肉体中的细胞酶继续作用，将肉类糖原和葡萄糖转变为乳酸，使肉质变得柔软多汁，并且有芳香的滋味，此过程谓之肉的成熟过程。成熟肉增强了亲水性，肌肉松软易于消化，并具有特殊的肉香味和鲜味。从卫生学角度看，乳酸有杀灭肉尸细菌的能力，因而又被视为肉的消毒过程。

3. 对患有蠕虫病畜肉的卫生鉴定

（1）囊尾蚴病畜肉的卫生鉴定：囊尾蚴是寄生在猪、牛、羊和人体内的人畜共患性寄生虫病，其病畜肉的卫生鉴定如下。

①猪及牛囊尾蚴的卫生鉴定：猪和牛在规定检验部位的 40 平方厘米面积内发现囊尾蚴和钙化的虫体在 3 个以下者（含 3 个），整个肉尸经冷冻或盐腌等无害化处理后方可出售食用，但不得炒食；如在 4 个以上（含 4 个）者高温处理后方可出售食用；如在 6 个以上者可用于工业炼油或销毁。

②在 40 平方厘米羊肉肌肉的切面上虫体不超过 8 个者可加工熟制后食用；不超过 9 个者可高温或冷冻无害化处理；9 个以上者可用于工业炼油。

（2）旋毛虫病畜肉的卫生鉴定：旋毛虫是寄生在猪、人体内的人畜共患性寄生虫病（见第六章第四节），其卫生鉴定是：在 24 个肉片标片内，发现包囊或钙化的旋毛虫不超过 5 个，其肉高温后出售食用；5 个以上者可用于工业炼油或销毁。

（二）畜肉制品的卫生标准

1. 畜肉制品的卫生标准

（1）腌制肉（含咸肉、火腿）质量标准。

①腌制肉的表面必须干燥、清洁、结实，不能有发霉、生虫、发黏等。

②腌制肉皮呈金黄色或苍白色，色泽鲜明，无破损，切面应呈白色。

③腌制肉肌肉结构紧密，呈暗红色，骨骼周围不应变色、发臭。

④腌制肉脂肪透明，呈乳白色，质地坚实。

⑤腌制肉必须具有咸香味，不应有霉味、腐败味、酸臭味及其他异味。

⑥腌制肉煮熟后呈现固有的香味和滋味，不应有其他不良滋味。

（2）香肠的质量标准。

①香肠外表呈红褐色或棕红色，无发霉、胀气、破裂及虫蚀等变化。

②手触压香肠应无滑腻感，内容物较软。

③切开香肠其肉馅和肥膘状况良好，无特殊气味。

④香肠含水量一般应在 20%~30%，含水量越低越耐保存。

⑤香肠酸度应保持在 pH 值 6.0~6.2，酸度越高其滋味越差。

2. 畜肉制品的卫生标准

（1）腌制肉的卫生标准。

①用以制作腌制肉的猪肉应无旋毛虫等寄生虫病。如用患有囊尾蚴病的猪肉，其卫生鉴定标准必须在国家规定范围之内。

②凡经鉴定必须进行高温无害化处理后方可食用的肉，不得用作腌制肉品的原料。

③腌制肉如发现腐败、分解现象，或有异常气味，经洗煮后气味不消失者不得食用。

④腌制肉的亚硝酸盐含量必须在标准规定范围内，一般每 100 克猪肉中亚硝酸盐含量不得超过 20 毫克。

⑤腌制肉中如发现囊尾蚴，而深部肌肉中食盐量低于 7% 时，要作囊尾蚴活力测

定，否则，不能食用。

⑥腌制肉细菌学检查不得检出沙门氏菌及其他致病菌。

（2）香肠的卫生指标。

①制作香肠的肉应优质新鲜，不含旋毛虫和囊尾蚴及病原菌。

②制作香肠的肠衣必须用健康动物的小肠，应清洁无异味。

③香肠中肉馅必须清洁卫生，不能有其他夹杂物。

④香肠中不允许有致病菌，如肠道杆菌、葡萄球菌等，以防食物中毒。

第二节　禽肉的营养与卫生

禽肉主要指家禽的肉尸。禽肉含有丰富的营养素，其含量视其品种、禽龄和肥瘦程度而定。

一、禽肉的营养

禽肉中主要含有蛋白质、脂肪、维生素、矿物质和水等营养素。

（一）禽肉中的蛋白质

1. 蛋白质的含量

禽肉中蛋白质含量相当丰富，在 10.8%~23.3%。蛋白质含量最高的为鸡肉，平均为 23.3%；鸭肉次之，平均为 16.5%；鹅肉含量最低，平均为 10.8%。

2. 蛋白质的营养价值

禽肉蛋白质中所含的必需氨基酸量和种类接近人体，营养价值高。禽肉含氮浸出物较多，所以，比畜肉鲜嫩、味美、易消化。

（二）禽肉中的脂肪

1. 脂肪的含量

禽肉中脂肪含量较低，一般在 1.2%~11.2%。脂肪含量较高的为鹅肉，其含量为 11.2%；鸭肉次之，为 7.5%；鸡肉含量最低，为 1.2%。

2. 脂肪的营养价值

禽肉的脂肪中亚油酸占 20% 以上，熔点在 33~43℃，易于消化，营养价值比畜肉脂肪高。

（三）禽肉中的维生素

禽肉中维生素含量较少，只有鸡肉含少量维生素 B_2 和尼克酸，鸡肝中含有较多的维生素 A，每 100 克含量达 50 900 国际单位，比羊肝高 1 倍，比猪肝高 6 倍。禽肉中普遍存在维生素 E，因此在短期内不易酸败，保存期比畜肉时间长。

（四）禽肉中的矿物质

禽肉中含铁量丰富，每 100 克在 3.7~4.7 毫克，以鸡肉含量较高，也含有一定量的钙和磷。

二、禽肉的卫生标准

禽肉是否新鲜要根据禽肉外观、色泽和气味来评定。明显腐败的禽肉不可食用，以免食物中毒。

（1）死禽外观。健康新鲜禽肉放血部位血管呈收缩状态，肉尸放血良好；质地欠佳的禽肉肉尸放血不良，肉色发暗，肌肉切面上具有暗色血滴，湿润发黏。

（2）死禽皮肤。新鲜禽肉皮肤呈白色、淡黄色，有的地方带玫瑰色。质地差的禽肉肤色呈灰黄色或淡灰色，表皮干燥，有轻度腐败气味。

（3）禽肉脂肪。新鲜禽肉脂肪呈白色，稍带淡黄色或黄色，有光泽、无异味；质地差的禽肉脂肪没有显著的感官变化，但有异臭味。

（4）禽肉肉质。新鲜禽肉肉质结实有弹性，胸肌白色略带玫瑰色，其他肌肉组织呈玫瑰色或红色，幼禽肉颜色比老禽肉浅亮；质地差者肉质松软，切面较暗，湿润发黏，稍带酸味或腐败气味。

第三节　蛋类的营养与卫生

日常食用的蛋品主要包括鸡蛋、鸭蛋和鹅蛋及其制品。禽蛋含有丰富的营养物质，蛋白质生理价值高，能满足人体需要，因而是人们日常不可缺少的食品。

一、蛋的结构及特点

禽蛋的形状、大小和色泽各不相同，但结构完全一样，都是由外壳、蛋白和蛋黄三部分构成的。见图 3-1 鸡蛋结构（纵切面）。

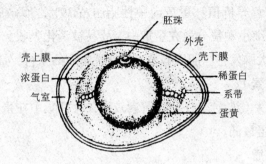

图 3-1　鸡蛋结构（纵切面）

1. 蛋壳

呈椭圆形，占全蛋的 11%~11.5%，是蛋的外壳，含钙质。蛋壳上有无数毛细孔，壳上有一层半透明无结构的壳上膜，可防止蛋中水分蒸发和细菌侵入。在蛋壳内有两层壳下膜，在壳的粗端两膜之间有一空隙称气室，气室的大小是观察蛋陈旧与否的重要标志。

2. 蛋白

蛋白是膜内半流动的胶状体，占蛋的 57%~58.5%。靠近蛋黄部分质地较浓，称浓蛋白；靠近蛋壳部分质地较稀，为稀蛋白。蛋白内含蛋白质 12%，主要是卵白蛋白。

3. 蛋黄

位于蛋的中央，由系带悬于两极，占蛋的 30%~32%。蛋黄表面有卵黄膜，蛋黄中央有一白点为胚珠，交配的蛋较大，未交配的蛋较小，是决定蛋发育与否及其是否变质的重要因素之一。蛋黄内主要是卵黄磷蛋白及卵磷脂、胆固醇和中性脂肪，卵磷脂与人的脑神经发育有着密切关系。

二、蛋类的营养价值

（一）鲜蛋的营养价值

1. 鲜蛋中的蛋白质

（1）鲜蛋蛋白质的含量：鲜蛋是营养极其丰富的食品之一。蛋白质含量丰富，平均为 12%，鸡蛋可达 14.7%。

（2）鲜蛋蛋白质的营养价值：蛋品蛋白质含有丰富的必需氨基酸，生理价值为 94%。蛋白呈乳胶体，容易被消化吸收和利用，是人体蛋白质的重要来源。

2. 鲜蛋中的脂肪

（1）鲜蛋中脂肪的含量：禽蛋脂肪绝大多数存在于蛋黄中，平均为 12%，以鹅蛋含量最高，鸡蛋次之，鸭蛋较低。

（2）鲜蛋脂肪的营养价值：蛋黄内中性脂肪占 39%，卵磷脂占 15%，胆固醇占 3%~5%。蛋中脂肪以细小颗粒分散在蛋黄中，故易被消化吸收。卵磷脂是脑神经的发育物质，能促进人体大脑发育。胆固醇是人体活性物质的原料，具有一定营养价值。

3. 鲜蛋中的维生素

鲜蛋中以维生素 A、维生素 D 和核黄素较多，大都集中在蛋黄内。含量较高者为鸡蛋，鸭蛋次之，鹅蛋最低。

4. 鲜蛋中的矿物质

鲜蛋中的矿物质主要含钙、磷、铁，以鹅蛋含量最高，鸭蛋次之，鸡蛋较低。蛋中矿物质易被吸收，是人体矿物质的重要来源。

（二）蛋制品的营养价值

蛋制品主要有冰蛋、蛋粉、腌制蛋三大类。除冰蛋的营养价值同鲜蛋外，其他蛋制品由于进行了各种不同方法的加工处理，它们的营养素也随之发生了变化。如咸蛋的蛋白质减少，脂肪、碳水化合物和矿物质增多，维生素由于腌制被破坏。皮蛋（松花蛋）的蛋白质和脂肪明显增加，碳水化合物下降，而且由于加工制作，蛋白质和脂肪已被分解成简单物质而利于人体的消化吸收。蛋粉由于脱水，蛋白质、脂肪、碳水化合物含量丰富，比鲜蛋含量增高，维生素类几乎全部保存。蛋制品的主要营养素含量见表 3-3，蛋制品的维生素和矿物质含量见表 3-4。

表 3-3　蛋制品的主要营养素含量

克 /100 克

蛋制品名称		水分	蛋白质	脂肪	碳水化合物	灰分
咸鸡蛋		64.00	10.40	13.10	10.70	1.80
皮蛋		71.70	13.10	10.70	2.20	2.30
鸡蛋粉	全蛋	1.90	42.20	34.50	13.40	8.00
	蛋黄	3.00	31.70	53.00	8.80	3.50
	蛋白	88.00	10.10	0.10	1.20	0.60

表 3-4　蛋制品的维生素和矿物质含量

毫克 /100 克

蛋制品名称	维生素 A（国际单位）	维生素 B₁	维生素 B₂	维生素 C	尼克酸	钙	磷	铁
咸鸡蛋	—	—	—	—	—	512	227	6.0
皮蛋	940	0.02	0.21	—	0.1	58	200	0.9

蛋制品名称		维生素 A（国际单位）	维生素 B₁	维生素 B₂	维生素 C	尼克酸	钙	磷	铁
鸡蛋粉	全蛋	4 862	0.23	1.28	—	0.4	186	710	9.1
	蛋黄	2 509	0.38	1.10	—	0.3	340	1 200	14.0
	蛋白	—	—	0.26		0.1	19	16	0.3

三、蛋类卫生标准

（一）鲜蛋的卫生标准

蛋类食品营养丰富，所含营养物质是一切生物体所必需的养料，因此也是微生物生长繁殖的良好场所。另外，蛋在运输、销售过程中易破损、变质，从而失去了食用价值。

蛋的卫生指标是根据蛋的外观、比重、蛋打开后的状态以及细菌学的检查等来确定的。

1. 完全合乎卫生指标的优质蛋品

（1）蛋的外观标准：蛋的外表应清洁鲜明，蛋壳上常有一层霜状粉末，蛋壳完整。

（2）蛋的比重测定：蛋的比重为 1.080，可在 11% 盐水中下沉。

（3）蛋打开后的形态改变：蛋打开后蛋白清明质浓厚，蛋黄圆整而高凸，无散黄、无绿蛋白、无树枝状血丝、无特殊臭味等。

（4）蛋的细菌学检查：蛋壳、内容物中不得检出沙门氏菌属，如鸡伤寒、鸡白痢等病菌。

2. 卫生状况较差但蛋的品质变化不大的次鲜蛋

（1）蛋的外观标准：蛋壳有部分不清洁或有裂痕及破损，但蛋的内容物不外溢。

（2）蛋的比重测定：蛋的比重为 1.060，可在 8% 的食盐水中下沉。

（3）蛋打开后的形态改变：蛋打开后蛋白尚浓厚，蛋黄扁平或散黄，有血圈，但无臭味。

（4）蛋的细菌学检查：蛋壳和内容物不得检出沙门氏菌属。如蛋壳有霉变时，蛋的内容物保持正常可供食用。

3. 完全不合乎卫生标准、不能出售和食用的蛋品

（1）蛋的外观标准：蛋壳呈灰乌色或暗黑色，气室大，蛋壳破裂且有内容物外溢。

（2）蛋的比重测定：蛋的比重在 1.060 以下，可在 8% 的食盐水中上浮。

（3）蛋打开后的形态改变：蛋打开后蛋黄与蛋白完全混合、变稀，蛋黄上有树枝状血丝，有不良气味。

（4）蛋的细菌学检查：在蛋壳及内容物中检出沙门氏菌属或蛋的内容物中有霉菌者，不能出售和食用。

（二）蛋制品卫生标准

1.冰蛋的卫生标准

冰蛋系将蛋去壳和搅匀后，在低温下冻结而成。其蛋液先经急冻（温度 -30~-25℃，不超过 72 小时）后存放于 -20~-18℃的容具中，容具中心温度 -18~-15℃。食用前，临时解冻，必须经彻底加热烹调处理。作为食品加工原料时，亦须经高温处理。冰蛋的具体卫生指标如下。

（1）冰蛋的外观形态：冰蛋结构应坚实洁净均匀，无杂质及异味，具有正常蛋的气味和滋味等。

（2）冰蛋中的水分测定：冰蛋黄的含水量应为 55%；冰蛋白的含水量应为 88%；冰全蛋的含水量应为 76%。

（3）冰蛋中脂肪含量：冰蛋黄不低于 25%；冰全蛋不低于 10%。

（4）冰蛋的酸度测定（以油酸计）：冰蛋黄和冰全蛋的酸度均为 4.5%。

（5）冰蛋的细菌学检验：冰蛋内不得检出肠道致病菌，如沙门氏菌属等。

2.腌制蛋（咸蛋、皮蛋）的卫生标准

（1）制作腌制蛋必须选用完全合乎卫生标准的鲜蛋，次鲜蛋不得使用。

（2）腌制蛋出厂前必须抽样检验，具有下列标准者为合格蛋。

①咸鸭蛋的卫生指标：a.咸鸭蛋蛋壳洁净、完整、无裂缝，气室小；b.咸鸭蛋白洁白细嫩、无斑点，咸味中等；c.咸鸭蛋黄呈黄红色，有油流出，油香味浓。

②皮蛋的卫生指标：a.皮蛋壳完整无破损，蛋的气室小；b.皮蛋的蛋白剥壳时不黏壳，黄棕色或蓝褐色，半透明，多松花；c.皮蛋的蛋黄外部蓝色，中心黄红色，咸味中等，辣味淡。

3.蛋粉的卫生标准

蛋粉，是将蛋打开并混匀，然后将混合均匀的蛋液，喷雾到 80~85℃干燥小室内，使其急速脱水，并杀灭大部分细菌，再经过筛、包装制成的。其具体卫生指标如下。

（1）全蛋粉和蛋黄粉的性状指标：干全蛋粉和蛋黄粉应呈粉末状或易用手指揉碎的块状，蛋黄粉黄色，全蛋粉淡黄色，气味鲜香。

（2）全蛋粉和蛋黄粉检测指标。

①水分测定：蛋粉含水量必须在规定的范围内，含水量过高不易被保存，且质地也受到一定的影响。根据规定，鸡蛋黄粉含水量应低于 4%；全蛋粉含水量应低于 4.5%。

②蛋粉中的油脂指标：根据规定蛋黄粉油脂含量不低于 60%；全蛋粉油脂含量不

低于 42%。

③蛋粉的酸度标准：根据规定，蛋黄和全蛋粉的酸度（以油酸计）应为 10%。

（3）蛋粉的细菌学检验：蛋黄粉和全蛋粉内不得检出肠道致病菌，如沙门氏菌属。

第四节　奶类及其制品的营养与卫生

奶类是营养丰富、容易消化吸收的食品，其中牛奶是人类食用最为普遍的乳类。奶类及其制品含有人体所必需的各种营养成分，是婴幼儿及老、弱、病者的理想食品。

奶类富含完全性蛋白质等各种营养素，这些营养素溶解、分散在水中呈均匀的乳胶状液体，易被人体吸收。奶脂肪富含低分子脂肪酸和不饱和脂肪酸，是天然脂肪中营养价值较高的一种。奶中的无机盐数量虽少，但种类较多。奶中富含维生素，经加热后虽然维生素略有损失，但仍不失为含有丰富营养素的食品。

一、牛奶的营养价值

牛奶是乳牛乳腺中的正常分泌物，除鲜食外，还可加工制成酸奶、炼乳、奶粉、干酪等。其主要营养成分见表 3-5。

表 3-5　奶与奶制品的主要营养成分

每 100 克

种类	蛋白质（克）	脂肪（克）	糖（克）	钙（毫克）	磷（毫克）	铁（毫克）	维生素 A（国际单位）	维生素 B_1（毫克）	维生素 B_2（毫克）	维生素 B_5（毫克）	维生素 C（毫克）
牛奶	3.3	4.0	5.0	120	93	0.2	140	0.04	0.13	0.2	1
牛奶粉（全）	26.2	30.5	35.5	1 030	883	0.8	1 400	0.15	0.69	0.7	微量
羊奶	3.8	4.1	4.3	140	106	0.1	80	0.05	0.13	0.3	微量
奶酪	28.8	35.9	0.3	590	393	0.6	1 280	0.08	0.50	0.2	微量
奶油	2.9	20.0	3.5	97	77	0.1	830	0.03	0.14	0.1	微量
黄油	0.5	82.5	—	15	15	0.2	2 700	—	0.01	0.1	—

1. 蛋白质

牛奶中蛋白质的含量为 3.3%～3.5%，其中主要是酪蛋白，其次是白蛋白和球蛋白，它们都是含有各种必需氨基酸的完全性蛋白质，营养价值高。

2. 脂肪

牛奶脂肪含量为 3%～4%。奶中脂肪呈极细小的球体，均匀地分布在乳汁中，所以奶脂肪极易被吸收。牛奶脂肪富含低级脂肪酸和不饱和脂肪酸，乳中还有少量的胆固

营养与食品卫生

醇和卵磷脂等。

3. 乳糖

牛奶含糖 5% 左右，主要是乳糖。乳糖是一种只有哺乳动物才能制造的糖，甜度不如蔗糖。

4. 无机盐

牛奶中含有人体所需要的各种无机盐类，其含量基本上恒定，约为 0.7%，其中富含钙和磷，铁的含量很少。

5. 维生素

牛奶中维生素的种类较全面，富含维生素 B_2 及一定量的维生素 B_1、维生素 C 和少量的维生素 B_5 等。在夏季，当乳牛能吃到青草并得到较多日照时，牛奶中脂溶性维生素 A、维生素 D 及胡萝卜素的含量较高。

二、牛奶制品的营养价值

由于制作的方法和种类不同，牛奶制品的营养价值也有一定的差别。例如，奶粉由于大量水分被蒸发，营养物质在同等条件下，比鲜牛奶普遍增高。炼乳由于经过浓缩，其营养物质含量也比鲜奶高。奶油由于加工提炼，脂肪含量大大提高，而蛋白质、碳水化合物及其他营养素明显下降。牛奶制品的主要营养素含量见表 3-6，牛奶制品的维生素和矿物质含量见表 3-7。

表 3-6　牛奶制品的主要营养素含量

克 /100 克

名称		水分	蛋白质	脂肪	碳水化合物	灰分
奶粉	全	2.0	26.2	30.6	35.5	5.7
	脱脂	3.0	36.0	1.0	52.0	8.0
炼乳（淡）		74.0	7.8	7.5	9.0	1.7
奶油		73.0	2.9	20.0	3.5	0.6

表 3-7　牛奶制品的维生素和矿物质含量

毫克 /100 克

名称		维生素 A（国际单位）	维生素 B_1	维生素 B_2	尼克酸	维生素 C	钙	磷	铁
奶粉	全	1 400	0.15	0.69	0.70	微量	1 030	883	0.80
	脱脂	40	0.35	1.96	1.10	微量	1 300	1 030	0.60
炼乳（淡）		400	0.10	0.36	0.20	1.00	240	195	0.20
奶油		883	0.03	0.14	0.10	微量	97	77	0.10

· 52 ·

三、奶和奶制品的卫生标准

确定奶的卫生标准必须通过检查者的感官，即观其形、色（奶的形态和色泽），嗅其味（奶的气味），尝其味（奶的滋味），沸其结（牛奶沸后有否凝块或絮片），进行酸度、细菌学检验等，综合判定牛奶的品质和卫生是否符合国家规定的标准。

（一）鲜奶的卫生标准

1. 鲜奶的形态

新鲜、质地良好的鲜奶的组织形态应是均匀、不透明的流体，其稠度既不是水状的，也不是黏液状，更不是黏稠状，而应是人乳状的。质地较差的鲜奶，其组织形态比优质鲜奶黏稠，脂肪聚黏于奶的表层，蛋白质可呈微小粒状态。酸败变质奶呈现不均匀的絮状或凝块状，或呈与水分离的液态状。

2. 鲜奶的色泽

新鲜优质奶呈乳白色；酸败变质奶呈白色凝块状，或乳清呈黄绿色。

3. 鲜奶的气味

新鲜优质奶具有鲜乳固有的"牛奶味"，质地差的不新鲜奶具有微酸的气味，酸败变质奶具有浓厚的酸败恶臭气味。

4. 鲜奶的滋味

新鲜优质奶具有略甜的奶香味，质地差不新鲜奶略带酸味，酸败变质奶有浓酸臭味。

5. 鲜奶煮沸后的变化

新鲜优质奶煮沸后乳质均匀，无凝块及絮状物，稍放置奶的表面结一薄而淡黄色的"皮"。质地差不新鲜奶沸后出现细小絮片。酸败变质奶沸后出现部分或全部凝块。

6. 酸度测定

奶的酸度是以度来表示的。酸度 1 度，是指中和 100 毫升牛奶中的酸，所消耗 1 毫升 0.1N 氢氧化钠溶液的量，称为 Tep-Hep 氏度，简称"T"。

新鲜优质奶酸度在 16°T~19°T，质地差不新鲜奶酸度在 20°T~23°T，酸败变质奶酸度在 24°T 以上。

7. 鲜奶的比重测定

奶的比重，是指 20℃的重量与同体积 4℃时水的重量的比值。

测定鲜奶的比重是为了了解牛奶中是否掺水或脱脂。如果奶中掺水则比重降低，牛奶脱脂则比重增高。新鲜优质奶的比重应为 1.029~1.033。

8. 鲜奶中的脂肪含量

新鲜优质奶的脂肪含量不得低于 3%。

9. 鲜奶中的固形物含量

新鲜优质奶的固形物含量不得低于 8.5%。

10. 鲜奶的细菌指标

经检测鲜奶中每毫升细菌总数不得超过 30 000 个。每 100 毫升奶中大肠杆菌群不得超过 40 个。不得检出致病菌。

11. 三聚氰胺限量

每千克鲜乳中不得超过 2.5 毫克。

（二）奶制品的卫生标准

1. 奶粉的卫生标准

（1）性状：奶粉应为色泽一致浅黄色的干燥粉末，无变色和色泽不一现象，无凝块及硬结存在，具有奶粉固有气味，尝其滋味具有正常的奶粉味，无其他不良滋味。

（2）含水量：奶粉中含水量的多少与质量和保存时间有着密切关系。奶粉中的水分含量为，密封包装时不超过 3.5%，非密封包装时，不超过 5.5%。

（3）酸度：奶粉中的酸度是判断新鲜程度的标志。酸度高说明奶粉原料不新鲜，或奶粉在保存中有微生物活动等。标准规定特级奶粉不得超过 18°T；一级品奶粉不得超过 19°T；二级品奶粉不得超过 20°T。

（4）脂肪含量：奶粉脂肪量不得超过 20%~30%，平均为 25%。脂肪含量低表示所使用的鲜奶为脱脂奶。

（5）重金属盐含量：按规定每千克奶粉中铅不得超过 2 毫克，铜不得超过 8 毫克，锡不得超过 100 毫克。

（6）细菌指标：奶粉中细菌总数不得超过 50 000 个，大肠杆菌群每百克不得超过 40 个，不得检出致病菌。

（7）三聚氰胺限量：婴幼儿配方乳粉每千克为 1 毫克；一般乳粉每千克为 2.5 毫克。

2. 炼乳的卫生标准

（1）性状：应为色泽一致的淡奶油色，质地均匀一致，无凝块、牵丝及沉淀，黏度适中，有牛乳的香味和滋味，无其他异味。

（2）水分含量：按规定，水分不得超过 26.5%。水分含量越高炼乳的品质越差。

（3）炼乳固形物含量：按规定不得低于 26%。

（4）脂肪含量：按规定不得低于 8%。

（5）酸度标准：按规定不得超过 48°T。

（6）重金属盐含量：按规定每千克炼乳中铅不超过 2 毫克，铜不得超过 5 毫克，锡不超过 200 毫克。

（7）细菌指标：特级品炼乳 1 克内细菌总数为 80 000 个，一级品 1 克内为 100 000

个，二级品 1 克内为 225 000 个。不得检出致病菌。

（8）三聚氰胺限量：炼乳中每千克不得超过 2.5 毫克。

3. 奶油的卫生标准

（1）性状：奶油呈均匀一致的微黄色，组织均匀，稠度及延展性适宜，微有光泽。熔融状态无任何沉淀，有纯正的奶油香味，无异味。

（2）含脂量：按规定无盐奶油含脂量不少于 82.5%；加盐奶油含脂量 80%。

（3）水分含量：标准规定无盐奶油水分不应多于 16%，加盐奶油应为 16%。

（4）酸度标准：按规定无盐和加盐奶油均为 20°T。

（5）奶油的含盐量：按规定无盐奶油不允许含有盐量，加盐奶油应为 2.5%。

（6）细菌指标：按规定奶油特级品 1 克内为 50 000 个细菌，一级品 1 克内为 100 000 个细菌，二级品 1 克内为 300 000 个细菌。0.1 克奶油中不得检出大肠杆菌。各级奶油中不得检出致病菌。

第五节　水产类食品的营养与卫生

水产品是鱼类、虾、蟹、贝类和藻类的统称，其中以鱼类为主。鱼的种类繁多，大体分为淡水鱼（养殖鱼）和咸水鱼（海产鱼）两类。

一、水产品的营养

（一）鱼类的营养

鱼肉食品营养素含量视其种类、鱼龄、肥瘦程度和捕获季节等而定。

1. 鱼肉中的蛋白质

（1）鱼肉中蛋白质的含量。鱼肉是人类蛋白质的良好来源，含量一般在 15%~20%。淡水鱼中含蛋白质较高的是鲢鱼，平均为 18.6%；其次为草鱼、鲤鱼，其含量分别为 17.9%、17.3%；较低者为鲫鱼，平均为 13%。海产鱼中含量较高者为带鱼，平均为 18.1%；其次为小黄鱼，平均为 16.7%；较低者是鲳鱼，平均为 11.6%。

（2）鱼肉中蛋白质的营养价值。

①鱼肉中蛋白质含有人体所需的 11 种必需氨基酸和半必需氨基酸，其含量和比例与畜肉类相似，因此蛋白质的生物价值较高。鱼肉中氨基酸的含量见表 3-8。

②鱼肉蛋白质结构松软，肌球蛋白和肌浆蛋白间联系疏松，水分含量高，较畜肉蛋白质更易被消化，其消化率可达 87%~98%。

③鱼类组织中含氮浸出物主要是胶原蛋白和黏蛋白。烹调后成为溶胶，冷却后成

为凝胶（鱼冻）。

表 3-8　鱼肉中的氨基酸含量

毫克/100 克

鱼肉类名称	缬氨酸	亮氨酸	异亮氨酸	苏氨酸	苯丙氨酸	色氨酸	蛋氨酸	赖氨酸	精氨酸	组氨酸	胱氨酸
鲤　鱼	1 008	1 641	957	827	764	—	393	1 368	1 138	456	—
鲫　鱼	813	1 353	772	675	—	147	—	1 043	949	343	109
草　鱼	700	1 377	795	684	604	128	399	1 150	1 131	343	126
鲢　鱼	860	1 416	847	736	663	131	394	1 231	1 105	428	162
黄花鱼	868	1 548	933	798	653	131	465	1 350	—	—	135
带　鱼	940	1 471	927	788	688	148	484	1 218	1 163	—	139

2. 鱼肉中的脂肪

（1）鱼肉中脂肪的含量：鱼肉的脂肪较少，一般在 1%~3%，但也有较高的，如鲥鱼 17%，鲇鱼 20%，含量较低者为鲫鱼，平均为 1.1%。

（2）鱼肉脂肪的营养价值：

①鱼肉中的脂肪在常温下呈液态，不均匀地分布于鱼的全身，因此易消化，其消化率可达 95% 左右。

②鱼肉脂肪中含有人体所需要的不饱和脂肪酸，海产鱼中含量高达 70%~80%，营养价值很高。美国心脏病学会研究表明，鱼脂含有预防心血管疾病的欧米加 -3，如每周食用 226.8 克脂质鱼类，可使甘油三酯降低 11.4%，使高密度脂蛋白增加 4%。近年来，国内外曾用鱼脂中的不饱和脂肪酸防治动脉粥样硬化和冠心病，收到了良好的效果。

3. 鱼肉中的矿物质

（1）鱼肉矿物质的含量：鱼肉中的矿物质含量在 1%~2%，主要是磷、钙、碘、铁。每 100 克鱼肉中含磷 130~200 毫克，含钙 24~50 毫克，含铁 1.0~2.5 毫克。碘的含量以海产鱼较为丰富，每 100 克含 50~100 微克，淡水鱼每 100 克仅含 5~40 微克。

（2）鱼肉矿物质的营养价值：鱼肉中的矿物质质量好，易于吸收。在制作鱼时加点醋，如西湖醋鱼、糖醋鱼等，可增加钙从鱼骨中的游离，不但可增加钙的含量，而且还促进钙的吸收。

4. 鱼肉中的维生素

鱼肉中含有少量维生素，鱼肉的种类不同，维生素含量也不一样。一般来讲，鳝鱼、带鱼维生素 B_2 较多，海产鱼肝、肠维生素 A 丰富。鲜鱼中含维生素 B_1，也含硫胺素酶，此酶有分解维生素 B_1 的作用，因此已死鲜鱼应被尽早加工烹调，以免维生素 B_1 的破坏。

（二）几种珍贵水产品的营养价值

1. 虾米

虾米即干虾仁，营养丰富。每 100 克虾米中含有蛋白质 47.6 克、脂肪 0.5 克、钙 882 毫克、磷 64 毫克、铁 6.7 毫克、维生素 B_1 0.03 毫克、维生素 B_2 0.06 毫克、维生素 B_5 4.1 毫克等，可产生热量 195 千卡。

2. 干贝

干贝是扇贝或日月贝的闭壳肌的干制品。干贝肉质细嫩鲜美、营养丰富，是高级的滋补品。每 100 克干贝中含有蛋白质 63.7 克、脂肪 3 克、糖类 15 克、无机盐 5 克，并含有微量的琥珀酸，能产生 342 千卡热量。

3. 海参

海参是棘皮动物，可分为刺参、无刺参和秃参，是一种高蛋白、低脂肪、低胆固醇食品。每 100 克干海参中含蛋白质 76.5 克、脂肪 1.1 克、糖 13.2 克、无机盐 4.2 克，此外还含有氨基酸、维生素等营养成分。海参不仅是名菜，也是滋补珍品，对高血压、冠心病、肝炎病人及老年人都有一定益处。

4. 鲍鱼

鲍鱼是海产软体贝类动物，也称大鲍。单壳，以腹足吸附在岩礁上。鲍鱼甘鲜肥美，营养丰富，每 100 克鲍鱼中含蛋白质 19 克、脂肪 3.4 克、糖 1.5 克，还含有较多的钙、铁、碘和维生素等。鲍鱼不仅具有较高的营养价值，还具有补肝肾、解酒毒及明目等功效。

5. 淡菜

淡菜是贻贝的干制品。贻贝是海产软体动物，肉味鲜美，品质以色鲜、肉肥者为佳。每 100 克淡菜含蛋白质 59.1 克、脂肪 7.6 克、糖类 13.4 克、钙 277 毫克、磷 864 毫克、铁 24.54 毫克、维生素 B_2 0.46 毫克、维生素 B_5 3.1 毫克，其营养成分均较丰富。

6. 牡蛎

牡蛎又叫海蛎子，是海产软体动物，其壳形不规则，厚重而大，肉味鲜美，生熟均可食用。牡蛎蛋白质含量丰富，其他营养成分含量也不少，每 100 克可食部分含蛋白质 11.3 克、脂肪 2.3 克、糖 4.3 克、钙 118 毫克、磷 178 毫克、铁 3.5 毫克，以及一定量的维生素 A、维生素 B_1、维生素 B_5 等。

7. 甲鱼

甲鱼又名鼋鱼、团鱼，俗称鳖，产于江、河、湖泊中。甲鱼肉细嫩、味鲜美，每 100 克甲鱼肉中含蛋白质 17.3 克、脂肪 4 克、钙 15 毫克、磷 94 毫克、铁 2.5 毫克、维生素 B_1 0.62 毫克、维生素 B_2 0.37 毫克、维生素 B_5 3.7 毫克。甲鱼不仅营养丰富，还具有药用价值，如甲鱼肉具有滋肝、养筋、活血等功效，常吃甲鱼还可降低胆固醇。

甲鱼肉含有较多的组氨酸，这是构成其鲜味的重要成分，但甲鱼死后组氨酸可迅速分解产生组胺，被食用后可引起食物中毒，所以不可食死甲鱼。

二、水产品的卫生标准

（一）鱼和鱼制品的卫生标准

1. 鲜鱼肉的卫生标准

（1）感官检查必须具备质地标准。其具体要求是：鱼的眼球饱满凸出，角膜透明有光泽，眼球不应下塌，角膜不应浑浊；鱼鳃盖紧闭质坚，鳃板呈鲜红色，无特殊气味；鱼鳞应鲜明有光泽，附着牢固不易剥脱，不应黏腻、有异臭味；鱼肉质地应坚实有弹性，不应有骨肉分离和腹部破口等情况。

（2）鱼肉中如有阔节裂头绦虫的双槽蚴、后睾科吸虫的后尾蚴和异形科吸虫的后尾蚴时，必须彻底加热方能供人食用，以防寄生虫病。

（3）严禁进食有毒鱼，如河豚。

2. 鱼制品的卫生标准

（1）冰冻鱼的卫生标准。

①鱼的外观：冰冻鱼体表色泽较新鲜灰暗，鱼眼不如新鲜鱼饱满，但角膜应透明，不应浑浊。鱼的头部和体表无黄色或褐色斑，如有，表示鱼脂肪水解或氧化，说明鱼冷冻的时间过久。

②鱼身应有冰衣包围，鱼体内不应有大冰晶。

③冰冻鱼的保藏规定：带鱼、黄鱼、草鱼等为 9 个月；含脂肪高的鲐鱼和鲅鱼为 6 个月。

（2）干、咸鱼卫生标准：经暴晒或腌制后的鱼类制品，蛋白质已凝固，其性状与鲜鱼不同。优质的干、咸鱼体表面应光亮，肌肉表面洁净，肌纤维清晰，肉质紧实，用手指揉搓时应不成面团样，也可试煮以测定气味和滋味。对含油脂多的干、咸鱼应检验有无脂肪氧化酸败；体大肉厚的干、咸鱼深部肌肉是否有外干内潮的"靷裂"现象，以及鱼鳃、肌肉等处有无害虫活动的残迹。

（二）虾、蟹、贝蛤类的卫生标准

1. 鲜虾的卫生标准

新鲜虾类体形应完整，外壳透明、光亮；体表呈青白色或青绿色，且清洁无污秽黏性物质；须足无损，蟹足卷体，头胸节与腹节紧连不应脱节；肉体硬实、紧密而有韧性，断面半透明；内脏完整，无异常气味。

2. 鲜蟹的卫生标准

（1）活蟹动作灵活，能爬行，善行翻身，腹面甲壳较硬，腹盖与蟹盖之间突起明显。

（2）垂死蟹脚稍能活动，不愿爬行，仰放不能翻身，以手提起蟹体，可见步足下垂。

（3）蟹体内含有较多的组氨酸，组氨酸分解产生组胺，组胺的含量随蟹死亡时间的延长而积累增多。由于组胺是一种有毒物质，食用后会引起中毒，所以死蟹不得食用。

3. 贝蛤类的卫生标准

牡蛎、蚶等贝蛤类生物外壳应紧闭或微张，不易揭开，开口者触及立即闭合；剥开后体肉饱满，有各自固有气味。贝蛤类和蟹一样，死后会产生组胺，人食用后会引起组胺中毒，因此死贝蛤类不得食用，以防食物中毒。

4. 鱼肉制品保质期

易拉罐装，常温，保质期 36 个月；干鱼、咸鱼常温 6 个月。

第六节　谷类食品的营养与卫生

谷，是指禾本科植物种子，包括稻米、小麦、大麦、玉米、小米、高粱、荞麦等农作物。在我国膳食中，谷类是供给热能最主要的来源，占总热量的 60%~70%，同时有 50% 左右的蛋白质来源于谷类。B 族维生素和部分无机盐也是由谷类供给的，因而谷类被称为"主食"。

一、谷的构造与营养素的分布

谷虽然大小、形状不同，但都由谷皮、糊粉层、胚乳和胚芽等部分组成。

1. 谷皮

谷皮是包裹在谷外表的一层纤维组织，是谷的外皮。谷皮中主要含有粗纤维、B 族维生素以及钙、磷、铁等营养素，约占谷的 5%。

2. 糊粉层

糊粉层居于谷皮下的一层，主要由植物蛋白质、B 族维生素和纤维素等营养物质组成，约占谷的 8%。

3. 胚乳

胚乳是谷的主要部分，位于糊粉层以下。含有丰富的糖类，即淀粉，是人体碳水化合物的重要来源，约占谷的 82%。

4. 胚芽

胚芽位于谷的一角，是谷的发芽部分，主要含有蛋白质、脂肪、B 族维生素、维生素 E 和矿物质中的磷、铜和铁等，约占谷的 5%。

二、谷的营养价值

（一）谷中的碳水化合物

1. 谷中碳水化合物的含量

谷中的碳水化合物以淀粉的形式存在于胚乳中，占谷的 70%~80%。以成品粮为例，米为 76.6%，面粉为 74.6%，玉米面为 71.6%，小米为 72.8%。

2. 谷中碳水化合物的营养价值

（1）谷中的碳水化合物被机体利用率很高，如小麦有 93% 可被利用，大米有 95% 可被利用，是供给热能的最经济的来源。谷类淀粉有直链淀粉和支链淀粉两种，直链淀粉可以被 β-淀粉酶完全水解成麦芽糖，而支链淀粉只有 54% 能被 β-淀粉酶水解，因此支链淀粉较难被消化。

（2）谷中的碳水化合物极易被消化，其消化率大米可达 95%，面粉达 93%。

（3）食用谷类食品过多，谷中的碳水化合物可形成脂肪储存于人体内使人肥胖，因而要按标准量进食。

（二）谷中的蛋白质

1. 谷中蛋白质的含量

谷中蛋白质较低，平均为 9% 左右。以成品粮为例，含量高者是面粉，平均为 9.9%；小米次之，平均为 9.7%；较低者为米，平均为 7.8%，玉米面为 8.1%。

2. 谷中蛋白质的营养价值

谷类蛋白质中所含必需氨基酸不够完全，赖氨酸、苯丙氨酸和蛋氨酸都偏低，蛋白质的营养价值低于一般动物性食品。但小米中的氨基酸较丰富，荞麦面赖氨酸含量最多，接近动物性食品。所以各种粮食与肉类、豆类混合食用可提高蛋白质的生物价值。

（三）谷中的脂肪

1. 谷中脂肪的含量

谷中脂肪含量较低，主要含在谷胚芽和糊粉层中，平均为 1.5%。含量高者为玉米，约为 4.5%；其次是小米，平均为 3.5%；较低者是面粉和大米，前者为 1.8%，后者为 1.3%。

2. 谷中脂肪的营养价值

谷类脂肪含有较多的不饱和脂肪酸和少量的植物固醇与卵磷脂，特别是玉米油中亚油酸十分丰富，对于治疗和预防动脉粥样硬化具有一定的作用。

（四）谷中的维生素

谷类中主要含维生素 B_1 以及维生素 B_2、尼克酸等 B 族维生素，特别是维生素 B_1 是人体的重要来源。同时还有一点维生素 A 和维生素 E。B 族维生素多存在于胚芽和谷皮内，所以加工出的精白米、精白面里含 B 族维生素少。

（五）谷中的矿物质

米、麦、玉米中含有钙、磷、硫、铁、钾、钠、镁、锰等矿物质，以磷、钾、镁、钙含量较高。全麦、全米含钙量高，经加工后则减少，加工愈精细，含钙量愈少。

（六）谷中的水分

谷类中水分的含量有很大的卫生学意义，通常是 11%~14%。水分含量高时，能增加酶的活动，促进谷类的代谢。水分和温度高时，可形成对微生物或害虫繁殖有利的条件，从而引起谷类的霉变。

三、谷物的卫生标准

谷物因受自然条件的影响，要经过收获、收购、运输、保藏和加工环节，易使谷物受潮、生虫、霉变等，直接影响谷物的品质标准和人民健康，因而保持谷物的卫生标准十分重要。

（1）谷物必须具备感官的品质标准。米粒应干燥、大小均匀、坚实、色纯洁而透明、腹白少，有香气；面粉呈白色或微黄色，不可有结块、生虫，气味和滋味正常。

（2）谷粒不应受霉菌侵袭而霉变。霉变的食品，较轻者要经处理后方可食用；较重者不能食用，以防霉菌毒素给人体带来危害。

（3）谷物含水量必须在允许标准内，一般不超过 13%，湿度过大易变质。

（4）谷物化学检验必须符合标准规定，米中不应有氯化苦（三氯硝基甲烷）、溴甲烷等杀虫剂。

（5）谷物中不应有微生物生命活动引起的腐败现象。

（6）谷物中不应有仓库害虫及其幼虫侵害的痕迹存在，如大谷盗、米象、黑粉虫、甲虫等。

（7）成品粮保质期：我国规定，稻米、麦粉应被保存在阴凉、干燥、通风、避光处，稻米袋装保质期 180 天，麦粉袋装 240 天。挂面应被保存于阴凉、通风、干燥、无异味处，纸包装夏季 4 个月，冬季 6 个月；塑料袋包装 12 个月。

第七节　豆类及其制品的营养与卫生

豆类是豆科植物的种子。按豆类的营养组成，可分成两种类型：一类是大豆，含有较高的蛋白质和脂肪，碳水化合物的含量相对较少；另一类是除大豆外的其他豆类，含有较多的碳水化合物、中高量的蛋白质和少量的脂肪。

一、豆粒结构及营养特点

豆粒的形状、大小不一，但都是由表皮、子叶和豆胚三部分构成的。

1. 表皮

表皮是指包裹在豆粒外层的组织，占豆粒 5%。由粗纤维、维生素 B_2 和少量的矿物质组成。

2. 子叶

子叶占豆粒 90%，由蛋白质、脂肪和淀粉组成。

3. 豆胚

豆胚为豆粒发芽部分，约占豆粒 5%，由脂肪、蛋白质、维生素和钙、磷、铁等营养素组成。

二、豆粒及豆制品的营养

（一）豆粒中的营养

1. 豆粒中的蛋白质

（1）豆粒中蛋白质的含量：豆粒中蛋白质主要含在大豆中，其中黄豆 36.3%，黑豆 49.8%。而杂豆中含量较低，如绿豆含 21.8%，豌豆含 24.6%，蚕豆含 28.2%，红豆含 19.4%。

（2）豆粒中蛋白质的营养价值：豆类蛋白质的氨基酸组成都较好，接近人体的需要。除了富含 8 种必需氨基酸外，其蛋白质和奶类蛋白质一样具有乳化、发泡和凝固等多种性能，利用这些性能可以将其加工制成许多种豆制品。

2. 豆粒中的脂肪

（1）豆粒中脂肪的含量：豆中脂肪主要含在大豆中，其中黄豆 18.4%，黑豆 12.1%。杂豆含量较低，仅为 1%。

（2）豆粒中脂肪的营养价值：豆油中含有人体所需的不饱和脂肪酸，是人体生长发育不可缺少的生理物质，是我国主要食用油之一。

3. 豆粒中的碳水化合物

（1）豆粒中碳水化合物的含量：豆粒中的碳水化合物主要含在杂豆中，平均为50%。一般来讲，绿豆含碳水化合物较多，平均为59%；豌豆和赤小豆次之，前者为57%、后者为58%；蚕豆含量较低，约为48.6%；大豆含量最低，平均25%。

（2）豆粒中碳水化合物的营养价值：豆粒中的碳水化合物是以淀粉的形式存在的，是人体热能物质的一个来源，可用豆中的淀粉制成粉丝、粉条、粉面等副食品。

4. 豆中的维生素

豆中主要含有 B 族维生素，以维生素 B_1 含量较多。例如，100 克黄豆中含维生素 B_1 0.79 毫克，比谷类含量高。古代有用黄豆治疗脚气病的记载。同时还含有维生素 B_2，每 100 克含 0.25 毫克。另外还含有胡萝卜素，主要在黄豆和绿豆中。

5. 豆中的矿物质

豆类富含钙、磷、铁、钾、镁等无机盐，是一类难得的高钾、高镁、低钠的食品。

（二）豆制品的营养

1. 豆浆

豆浆是用 1 份大豆和 8 份水浸泡磨浆去渣而成的。豆浆的营养成分在供给蛋白质上并不亚于鲜奶，其铁的含量更超过鲜奶很多倍。不足之处是脂肪和糖不多，所以供给的热量较鲜奶低。另外，钙、维生素 B_2、维生素 A 和维生素 D 比鲜奶少。若能补充其营养成分，如加钙豆浆、加乳豆浆等，其营养价值可提高很多，并可以代替人乳和牛乳喂养婴儿。

2. 豆腐

豆腐是将大豆浸泡磨浆，用高原子价的金属盐，如硫酸镁、硫酸钙或酸汁点制，将大豆蛋白质凝结沉淀，排出水分而成的。若将制豆腐的原料再给予不同的加工，就可制成豆腐皮、豆腐干等多种豆制品。

豆腐中的蛋白质由于进行了热处理，易于消化和吸收。由于制作过程中加入了钙和镁离子，从而增加了豆腐中的矿物质含量。

3. 豆芽

豆芽有黄豆芽、绿豆芽等。豆类浸水出芽后，在酶的作用下，部分营养成分降解或被利用，如蛋白质水解为氨基酸和多肽，某些淀粉转化成单糖等，尽管营养成分含量有所下降，但被降解后的营养成分易于消化吸收。豆芽不仅富含营养，而且具有清热解毒、利水消肿、除胃瘀气等功效。

三、豆和豆制品的卫生

（一）豆粒的卫生

（1）豆粒必须干燥，大小均匀，质地坚实，具有各种豆的固有色泽。

（2）豆粒不应发芽，不应受仓库害虫侵害，不应霉变，特别是黄曲菌的侵袭。霉变豆粒不能食用，也不能用作加工豆制品的原料。

（3）豆类必须限制水分，水分标准应在 15% 以下，久藏的豆类必须控制在 10% 左右才可抑制仓储害虫的活动。

（二）豆制品的卫生标准

1. 豆制品的感官标准

（1）豆腐脱套圈、摆布后不塌，无豆楜和石膏脚，不粗、不红，刀口干净不碎，不应有发酸及其他异味。

（2）豆腐干表面不黏手，质地坚紧，刀口挤压不出水，两面各切 11 刀拉长 120 毫米，干丝一根不断，手拎三角不碎。

（3）素鸡的切口光亮，无裂缝，无破皮，无重碱味，表面不发黏，无酸臭味。

（4）黄豆芽的芽身挺直，颜色洁白，豆瓣无烂斑，无腐烂气味。

（5）绿豆芽应白净，有主根和须根，芽脚不软，无烂豆，出水无异味等。

2. 豆制品的卫生要求

豆腐制作的水质必须良好。制出的豆腐要快速冷却至 8℃ 以下，以防止微生物存活而变酸。在运输、销售过程中要防尘防蝇，防止病菌污染。

应妥善储存腐竹、腐干，防止霉变、虫蛀和变酸。不能食用霉变的腐竹和变质的腐干。

3. 豆制品的保质期

腐竹、粉条常温 18 个月；粉丝常温 24 个月；腐干塑料袋装常温、避光，保质期 180 天。

第八节　蔬菜水果类食品的营养与卫生

蔬菜，是指人类以其植物根、茎、叶、花和果等为食物的物质。它是人体维生素、碱性矿物质和纤维素的来源，一般要经过烹制才能被食用。

水果，是指可食用植物的果实，一般以生食为主，部分可作为菜肴的烹饪原料。

一、蔬菜的营养及其卫生

（一）蔬菜的营养

蔬菜中主要含有维生素、碱性矿物质和纤维素，有的还含有碳水化合物、蛋白质、水分、色素和味觉物质等，是人体不可缺少的营养物质。

1. 蔬菜中的维生素

蔬菜中含有丰富的维生素 C 和作为维生素 A 原的胡萝卜素，还含有维生素 B_2 和少量其他 B 族维生素等，是人体获得这些维生素的重要来源。

（1）蔬菜中的维生素 B_2：一般多含在绿色的蔬菜中，如新鲜和腌制的雪里蕻、油菜、苋菜、韭菜、菠菜、大青菜、茴香、芹菜、蒜苗、萝卜缨、四季豆、毛豆等。

（2）蔬菜中的维生素 C：含量高的蔬菜有雪里蕻、菜花、蒜苗、莲藕、苦瓜、小辣椒、大青椒、大葱、大青菜、小白菜、莲花白、苋菜、菠菜、西红柿、刀豆等。

（3）蔬菜中的胡萝卜素：胡萝卜素主要含在绿色、黄色和红色的蔬菜中。绿色蔬菜主要有小白菜、大白菜、大青菜、菠菜、茴香、香菜、韭菜等；黄色蔬菜有胡萝卜；红色蔬菜有红萝卜、南瓜、红尖椒、红薯等。

2. 蔬菜中的矿物质

蔬菜的无机盐含量为 0.3%~2.8%。蔬菜中含有多种无机盐，如钙、磷、铁、钾、钠、镁、硫及微量的碘、铜等。其中以钾的含量最多，其次是钙、磷、铁。蔬菜中的钙、镁、钾在人体生理上是碱性物质，可以中和体内的酸性物质，以维持酸碱平衡。含钙高的蔬菜有四季豆、白萝卜、小白菜、大白菜、大青菜、雪里蕻、苋菜、茴香、香菜、芹菜、香椿、马兰、油菜等；含铁高的蔬菜有毛豆、莲藕、小白菜、大白菜、大青菜、雪里蕻、苋菜、香菜、芹菜、蒜苗、马兰、香椿、鲜黄花菜、油菜等。

3. 蔬菜中的碳水化合物

蔬菜中的碳水化合物可分为带甜味的糖和不带甜味的淀粉及纤维素、半纤维素等。

（1）糖：蔬菜中以胡萝卜、洋葱、南瓜等含糖较多，为 2.5%~12%，而一般蔬菜含糖量并不高。

（2）淀粉：淀粉是多种蔬菜的重要成分，如马铃薯、豆类蔬菜都含有大量淀粉。

（3）纤维素和半纤维素：纤维素和半纤维素常同时存在，是构成细胞壁的主要成分，蔬菜中的含量为 0.2%~2.8%；纤维素和半纤维素虽然不能被人体消化酶所水解，但能促进胃肠蠕动和消化腺的分泌，有助于正常的消化和排便，以减少粪便在肠道内的滞留时间和细菌及其毒素对肠壁的刺激作用。

4. 蔬菜中的蛋白质

蔬菜中的蛋白质含量较低，营养价值也不高，主要含于豆荚、块茎、根茎菜中，如毛豆、刀豆、豇豆、豌豆荚、红薯、洋芋、芋头、山药、白萝卜、冬笋等。

5. 蔬菜中的水分

一般蔬菜中含水 65%~96%。蔬菜中的营养物质溶解于水中，成为蔬菜的自然汁液。正常的含水量是衡量蔬菜新鲜程度的一个重要指标。蔬菜因萎蔫而降低新鲜品质，并且不易被贮藏。如含水量过大，也易腐烂变质。

（二）蔬菜的卫生

（1）蔬菜应符合质地标准，要鲜嫩，无黄叶，无伤痕，无病虫害，无烂斑，不应腐烂变质或枯萎等。

（2）发芽变绿的马铃薯含有龙葵素和马铃薯素，不可食用，以防食物中毒。

（3）干菜不应有虫蛀、霉变，霉变的菜不能食用。

（4）用生菜制作凉菜直接食用时，要彻底清洗和严格消毒，以防寄生虫卵或细菌侵入人体。

（5）腌制的菜类，其硝酸盐含量应在 20 毫克 /100 克之内。含量过高时，硝酸盐可在细菌作用下，分解为亚硝酸盐，和机体血中低铁血红蛋白氧化为高铁血红蛋白，失去带氧功能，使人的机体缺氧而中毒。

二、水果的营养及其卫生

水果所含的营养物质因品种和加工方法不同而差异较大，主要为人体提供维生素、无机盐和果糖，某些干果还可作为植物油的原料。

（一）水果的营养

1. 糖

糖是水果甜味的主要成分。不同种类的水果，含糖量和所含糖的种类也不同，各种水果的含糖量一般在 10%~20%，枣、葡萄、山楂等一些水果含糖较多，可达 20%以上，果实成熟度高，其含糖量亦高。水果中普遍存在的糖有蔗糖、葡萄糖和果糖等，苹果、梨等含果糖较多，桃、李、杏等含蔗糖较多，葡萄含葡萄糖和果糖较多，柑橘类果实含蔗糖较多。

水果甜味的强弱，除与果实中糖分含量和含糖种类有关外，还受果实中其他成分如有机酸、单宁（鞣质）的影响。糖酸比值大的果实味甜，单宁含量增加时，水果的酸味就会格外明显。

2. 蛋白质

水果中的蛋白质一般多含在干果及果仁中。含量较高的有花生、核桃、白果、莲子、杏仁、板栗等，多为半完全蛋白质，具有一定的营养价值，多为烹饪甜菜、甜点的配料，也是蛋白饮料的原料。这种植物蛋白可与人体内的重金属离子结合而被排出体外，从而起到解毒的作用。

3. 脂肪

水果中的脂肪多含在干果和果仁中，如核桃、花生、橄榄、油葵子等，可加工成植物油食用。干果、果仁中的脂肪含有人体所需的不饱和脂肪酸，具有一定的营养价值。《美国临床营养学杂志》表明，每天食用 42.5 克核桃，可使血清总胆固醇水平降低 11.4%，使低密度脂蛋白降低 9.3%。

4. 维生素

水果中含有胡萝卜素、维生素 B_1、维生素 B_2、尼克酸和维生素 C。以胡萝卜素、维生素 B_2 和维生素 C 含量最多。含胡萝卜素多的水果有杏干、山楂、鲜杏、柿子、橘、樱桃、香蕉、南瓜子等；含维生素 B_2 较多的有桃干、杏干、枣、桂圆、杏仁、花生等；含维生素 C 多的有广柑、柑、柿、鲜枣、山楂、鲜桂圆、菠萝、板栗等。

5. 矿物质

水果中含有钙、铁、镁、锌、铜、钾、钠和硒等矿物质。含钙高的主要有柿子、广柑、橘、石榴、山楂、葡萄干、桃干、杏干、杏脯、花生、核桃、杏仁、莲子等；含铁高的有柿饼、枣、桂圆、核桃、杏仁、白果、莲子等；含锌高的有梨、桑葚、杏脯、杏干、无花果、鲜枣等；含硒高的有葡萄干、青梅果脯、桑葚、杏脯、杏干、桃子等。

水果中除含有上述营养物质外，还含有丰富的花青素和高纤维素，花青素具有抗氧化和抗自由基的作用，可防止脑细胞变性，防治老年病变；高纤维素有润肠、减肥、降低胆固醇的功效。

（二）水果的卫生

水果虽然多生长在树上，但在收获、运输过程中往往会染上肠道致病菌，尤其是表皮破损的水果，大肠杆菌检出率极高。另外，果皮上还有残留农药，因此食用水果之前，必须彻底洗净，或用开水烫一下和用消毒水洗后削皮再吃。要严格管理销售这一环节，防止污染。其卫生标准有下列几条。

（1）水果应具备良好的感官指标，如新鲜、清洁、完整，无虫害，无机械损伤、冻伤等。不应发生腐烂变质和枯萎。

（2）水果应保持外皮完整，如有撞伤、挤压等破损的应及时分离，不得继续保存，以防腐烂。

（3）苹果、梨、桃、橘、杏等较为坚实的水果腐烂部分最高不得超过 1/3，并必须将腐烂部分削去，放置于防蝇、防虫罩内，经过消毒后方可食用。

（4）柿子、葡萄、香蕉、枇杷、李子、杨梅、樱桃、水蜜桃、甜瓜、西瓜等多浆汁水果应保持完整、新鲜、无霉烂斑点，腐烂变质的不得食用。

（5）干果不得霉变、虫蛀等，如有霉变、虫蛀者不得食用。

（6）水果在收获季节前不得使用杀虫剂，以防杀虫剂残留在果皮上，给人体带来危害。

第九节　油脂及调味品的营养与卫生

一、油脂

油脂是油和脂的合称，在常温（20℃）下呈液体状态的称油，呈固体状态的称脂。

食用油脂依其来源可分为植物油脂和动物油脂两大类，按其熔点高低可分为液体油脂与固体油脂两大类。一般各种植物油属于食用液体油脂，如豆油、菜籽油、花生油等。各种家畜等动物油脂属于食用固体油脂，如猪油、牛油、羊油等。

近年来，我国又引种和发展了木本油料植物，如油棕、油橄榄、油茶等，广泛地开辟了油源。

（一）食用油脂的营养价值

（1）植物油脂类含脂量100%，还含有许多维生素，如维生素E、维生素B_2和胡萝卜素等，并且熔点低，消化率较高，是人体必需脂肪酸的来源。所以，植物油的营养价值高。含量高的主要有橄榄油、花生油和玉米油，必需脂肪酸均在58%~80%。

（2）动物油脂含脂量99%，含有非必需脂肪酸，营养价值低。但动物油脂中含有一定量脂溶性维生素，如维生素A、维生素D和维生素K，因此，也要适量食用一些动物类脂肪。

动物油脂因含较多的饱和脂肪酸，因此熔点高，吸收率低，但黄油、酥油的熔点较低，吸收率亦较高。一般认为动物油脂含饱和脂肪酸多，含胆固醇也多，吃多了能使血液中胆固醇水平升高，诱发动脉粥样硬化，因此应多用植物油，少用动物油。鱼油中多价不饱和脂肪酸相当丰富，含胆固醇较少，并且有助于心血管病的治疗。

（二）食用油脂卫生标准

（1）食用油脂应具备的感官卫生标准：各种油脂应有它特有的气味和滋味，不应有焦味或酸败味，植物油色泽一般为棕色或橙黄色，但粗豆油呈琥珀色，色拉油无色，不浑浊，无明显杂质；动物脂为白色或橙黄色，熔化呈液态时应透明清澈。

（2）经检验油脂的理化指标应符合国家标准。

（3）油脂中不允许有杂质，更不能掺假，如掺入"地沟油"^①等。

（4）经检验如发现油中已有醛、酮或过氧化物阳性反应时，应及时食用，不得继续贮藏。

（5）食用油脂已达酸败指标或感官检查品质不良的不能食用，可转工业使用。

（6）食用油脂保质期：桶装常温、阴凉避光、干燥处储藏，保质期 18 个月。

二、调味品

调味品在菜肴烹调和面点制作中是不可缺少的辅助原料，常用的调味品有食盐、酱油、醋、糖、味精、面酱、豆酱、麻油、花椒、胡椒、茴香、丁香、桂皮和咖喱粉等。这些调味品对菜肴和面点的质量起着重要的作用。

调味品能去腥膻异味，增添鲜香美味，不但能使菜肴、糕点的口味多样化和具有特殊风味，还会使食品色、香、味、形俱佳，营养丰富，所以在合理营养上的作用是非常重要的。我国的烹调技术闻名世界，与合理使用调味品有密切关系。现将食用较广的几种调味品分述如下。

（一）固体调味品

1. 食盐

食盐的主要成分是氯化钠，粗盐中除氯化钠外还有少量的碘、钙、镁、钾等，海盐含碘较多。酸、甜、苦、辣、咸五味中，咸味是最基本的味，食盐是咸味的主要来源，从烹饪角度看，食盐是味中之王。

（1）感官标准。食盐应呈白色或青白色结晶，无夹杂物，无气味及异臭，5% 的盐溶液有纯正的咸味，无苦味及外来滋味。

（2）卫生指标。

①食盐必须符合质地标准，具有感官特性，色正味纯。

②食盐中水分和水不溶物含量应符合国家要求，我国规定，水分含量海盐为 3.5%~7%、井盐为 0.5%~2%、池盐为 0.5%~1.0%、岩盐为 0.5%~1.5%。

③食盐中金属含量应在国家规定的卫生标准之内。镁含量在 0.2% 以内，过高则吸湿性强；钡含量不得超过 5 毫克 / 千克，过多能引起腹泻、呕吐，严重者会出现四肢麻痹等中毒症状；砷含量不得超过 0.5 毫克 / 千克；铅不得超过 1 毫克 / 千克；锌不得超过 5 毫克 / 千克。

2. 味精

味精是以淀粉（小麦、玉米、甘薯等淀粉均可）为原料，用微生物发酵，经提取、

---

① 地沟油是指各类劣质油的通称，包括"泔水油"，劣质动物肉、内脏、皮加工提炼的油，以及多次油炸食品后的剩油等。

浓缩、结晶等过程制成的。其主要成分是谷氨酸钠，进了胃肠后很快就分解成谷氨酸，可被人体直接吸收，对人体有滋补作用。谷氨酸还能增强大脑记忆力，消除大脑疲劳，有改善和保护大脑机能的作用。

（1）感官标准。味精应呈白色结晶或粉末，干燥无结块和发霉迹象，无夹杂物，具有鲜美略带咸味滋味，无苦味及其他不良滋味。

（2）卫生标准。

①必须具备味精的品质标准，呈洁白结晶或粉末，质地均匀无杂质。

②不得有掺杂物，如淀粉、醋酸钠、磷酸钠、碳酸钠、硫酸钠、硼酸钠等。

③重金属盐含量在国家标准之内。砷不得超过 1 毫克／千克，铅不得超过 2.5 毫克／千克。

④味精保质期：塑料袋装常温保质期 36 个月。

3. 鸡精

鸡精是应用高科技和新工艺制成的、集鸡的香味与鲜味于一身，且具有营养价值的鲜味剂，是制作菜肴、点心等代替味精使用的一种复合型调味料。

（1）感官标准。鸡精应呈淡黄色结晶，干燥无结块和发霉迹象，无夹杂物，具有淡香气味和鸡鲜味，无其他不良滋味。

（2）卫生标准。

①必须达到鸡精的品质标准，呈淡黄色结晶，色泽和质地均匀，无杂质，有淡香气味，无不良气味。

②鸡精的主要成分有鸡蛋、鸡肉、香辛料、食用盐、白砂糖、大米粉、增味剂和食用香料，不含其他掺杂物。

③保质期：存放阴凉干燥处，保质期 20 个月。

（3）用途。鸡精是一种用途广泛的新型鲜味剂，主要用于菜肴烹调、冷菜制作，可代替味精增鲜；也用于面点制作时添加在包子、馄饨馅料和馒头、面条及各种点心中，同时还可以用于食品及汤料包加工。

4. 食碱（碳酸钠）

食碱常用于干货原料涨发、中和发酵面粉的酸，以及作为肉类嫩化剂用于肉类菜肴的烹调。食碱是碱性物质，对维生素，特别是水溶性维生素有破坏作用，对肉中蛋白质有一定的腐蚀作用，能破坏肉类的组织结构，促使肉类结构发生改变。因此添加时要注意使用范围和用量。

（1）感官标准。食碱外观呈白色粉末，可有凝块但不应坚实；味涩辣；易溶于水，溶解时有热量放出，但不溶于乙醇；水溶液呈强碱性，遇酸则分解出二氧化碳气体。

（2）卫生标准。

①外观必须符合感官指标，水溶液无沉淀物。

②硝酸盐和亚硝酸盐含量不得超过 0.01%，过多则会影响食碱的品质。

③重金属含量应在标准范围之内，砷含量不得超过 1 毫克／千克，铅含量不得超过 2.5 毫克／千克。

（二）液体调味品

1. 酱油

酱油是人们普遍食用而不可缺少的调味品。我国生产的酱油是用脱脂大豆（或豆饼）加面粉（或麦皮）为原料酿造而成的。在酿造发酵中，原料中的蛋白质可分解成胨、胨、肽和氨基酸等产物，淀粉分解成麦芽糖、单糖和有机酸，有机酸经霉菌发酵生成酵类化合物，并进一步生成某些酯类，因此赋予酱油芳香鲜美的味道。

（1）感官标准。酱油应呈淡褐色至黑褐色澄清稠液，无霉花浮膜，无肉眼可见的悬浮物，放置 24 小时无显著沉淀；具有芳香味，无焦、腐烂酸败或令人厌恶的气味；具有甘、咸、鲜美味，无异味及其他不良余味。

（2）卫生标准。

①酱油应符合感官标准，有正常的外观、色泽、气味和滋味。

②酱油中不应有微生物败坏迹象，败坏的酱油不得食用，以防食物中毒。

③酱油中不得使用有害防腐剂，如需加防腐剂，可用苯甲酸钠，其用量不得超过 0.1%。

④酱油中大肠菌群每 0.1 毫升最大可能数不得超过 30。

⑤重金属盐含量在标准规定之内。砷含量不得超过 1 毫克／千克，铅含量不得超过 2 毫克／千克。

⑥酱油保质期：常温、避光，塑料袋装 3 个月，瓶装保质期 18 个月。

2. 食醋

食醋是以粮食（淀粉）、糖类或酒糟为原料，经醋酸菌、酵母菌发酵而成，也有用纯醋酸稀释配制而成的。醋中主要含有 3%~5% 的醋酸。醋在调味中用途极广，也是调味佳品之一，味酸微甜带有香气，具有促进食欲、帮助消化的作用。

（1）感官标准。食醋为呈棕黄色或棕红色的澄清液，透明无沉淀和不浑浊，无霉花浮膜及夹杂物；具有食醋固有气味，无异味，有芳香可口醋酸味，无不良余味。

（2）卫生标准。

①醋中不应有醋鳗滋生及生霉。生霉的醋不得食用；有醋鳗滋生的醋要加热到 72℃并维持数分钟，经过滤后方可食用。

醋鳗系线虫类，呈灰白色，雌雄异体，胎生，生存期 1 年。雌性成虫 1.5~2.0 × 0.04 毫米，雄性成虫 1 × 0.03 毫米。繁殖适宜温度为 27~29℃。醋鳗常聚集在食醋表面或容器内壁附近的液面。

②食醋中不得含有游离矿酸，如硫酸、硝酸、盐酸和硼酸等。

③醋中不得加入除焦糖以外的任何色素。

④醋中如需添加防腐剂，只能使用苯甲酸钠，用量为0.1%。

⑤醋中重金属含量应在标准规定范围之内。砷不得超过0.5毫克/千克，铅不得超过1毫克/千克。

⑥醋保质期：常温、避光，塑料袋装3个月，瓶装一般香醋18个月；白醋24个月。

3. 黄酒（料酒）

黄酒是用糯米或小米经曲发酵而酿造的一种低醇度酒。其主要成分有酒精、糖分、糊精、有机酸、氨基酸、酯类等。它可作为调味品的主要用酒，可消除动物性食物的腥臊味，增加菜肴的香味。

（1）感官标准。酒体黄亮有光，清澈中略有透明感，不浑浊，无沉淀，有浓郁的芳香味。

（2）卫生标准。

①黄酒必须具备感官指标，各种含量必须在标准范围之内。乙醇含量在12%~15%，总酸度（以琥珀酸计）在0.3%~0.6%，不挥发酸不得超过0.1%，杂醇不得超过0.2%。

②黄酒中不得含有铅、砷、铜、锌等重金属。

③黄酒中不得加入防腐剂。

④黄酒中如有微生物生活而引起败坏迹象则不得使用。

⑤黄酒保质期：见第十节中"酒类饮料的保质期"。

第十节　饮料类食品的营养与卫生

饮料是指经过一定的加工程序而制成的液体食物（酒、汽水、果汁、雪糕、矿泉水等）。

饮料除了有解渴的功能之外，还应具有卫生安全性，且饮后可使人精神振奋，消除疲劳并具有一定的营养价值及疗效。

目前，饮料品种名目繁多，范围广泛。世界各国对饮料分类各不相同，没有统一的分类。我国将饮料分为含醇饮料和无醇饮料两大类。

一、含醇饮料（酒类）

酒是人们日常生活中的饮料之一，我国酿酒和饮用酒已有几千年的历史，酒的品种多，有许多优良的名酒驰名中外，如贵州的茅台酒、四川的大曲酒、山西的汾酒、浙江的绍兴黄酒和陕西的西凤酒等。

（一）酒的种类

我国的酒根据制造方法的不同可分为三类。

1. 发酵酒

发酵酒是利用各种含淀粉和糖类的物质，经酿造发酵、过滤制成的酒，如葡萄酒、水果酒、黄酒、啤酒等。此类酒的酒精含量较低，大多在 20% 以下。

2. 蒸馏酒

淀粉或糖类经过发酵后制成酒醇，再经蒸馏而成，如白酒、大曲酒、烧酒、白兰地酒等，一般酒精含量高达 30%~60%。

3. 配制酒

配制酒是以蒸馏酒或发酵酒为主要原料，加入水、糖或果汁、色素和香料等配制而成，如竹叶青酒、玫瑰酒、青梅酒等，一般酒精含量在 35%~40%。

（二）酒的营养价值

酒类的成分除水外，主要含乙醇（酒精）、二氧化碳；此外，还含有甘油、醇类、醛类、有机酸和酯类等。酒类主要营养成分含量见表 3-9。

表 3-9　酒类主要营养成分含量

每百克

酒　类名　称	酒　精		碳水化合物（克）	总浸出固形物（克）	热量（千卡）	矿物质（毫克）			维生素（毫克）		
	容量（V%）	重量（W%）				钙	磷	铁	硫胺素	核黄素	尼克酸
茅台酒	53	45	—	—	326	—	—	—	—	—	—
汾　酒	65	57	—	—	395	—	—	—	—	—	—
西凤酒	65	57	—	—	395	—	—	—	—	—	—
泸州特曲	65	57	—	—	395	—	—	—	—	—	—
白兰地酒	40	33.4	—	—	232	—	—	—	—	—	—
状元红黄酒	15	12.1	—	—	84	—	—	—	—	—	—
佳酿黄酒	15	12.1	6	—	108	—	—	—	—	—	—
香雪黄酒	19	15.4	18	—	177	—	—	—	—	—	—
北京啤酒	—	3.6	—	4.6	43	4	26	微量	微量	0.03	0.2
鲜啤酒	—	3.1	—	3.9	37	—	—	—	—	—	—
红葡萄酒	14.4	11.6	12.1	—	127	—	—	3.5	—	—	—
白葡萄酒	12.4	10.0	10.9	—	115	—	—	3.4	—	—	—

酒类名称	酒精		碳水化合物（克）	总浸出固形物（克）	热量（千卡）	矿物质（毫克）			维生素（毫克）		
	容量（V%）	重量（W%）				钙	磷	铁	硫胺素	核黄素	尼克酸
竹叶青	46	38.7	10	—	311	—	—	—	—	—	—
青梅酒	36	29.8	10	—	285	—	—	—	—	—	—
玫瑰酒	30	24.7	30	—	287	—	—	—	—	—	—

酒精含量低的啤酒、葡萄酒、果酒等，如果饮用适量，可以增进食欲、促进消化，并提供一定的营养（啤酒含有多种氨基酸、B 族维生素、糖和无机盐等），有利于人体健康。相反，过量饮酒，则有损人体健康，严重时还会带来不幸，因为乙醇会损害人体许多器官，例如使消化道黏膜受损害、消化功能降低、肝功能受损，还会使神经系统受伤从而出现神经衰弱，重者则脑神经麻痹，危及生命。长期过量饮酒还可使心脏和血管发生病变，形成"啤酒心"和高血压病等。

（三）酒类饮料的质地标准和卫生指标

1. 酒类饮料的感官标准

（1）色泽：白酒类纯洁、无色和透明；黄酒类浅黄澄清，不浑浊，无沉淀物；葡萄酒类清亮，红葡萄酒应呈红紫色，白葡萄酒应为浅黄色，不得有浑浊现象；啤酒透明澄清，无任何浑浊和沉淀，呈浅黄绿色。

（2）气味：白酒，具有本身所特有的清香酒味；黄酒，具有爽快的甜香味；葡萄酒，具有天然的水果香气，并具有浓烈的酯香；啤酒，具有正常的清香酒气，倒入杯内时有密集的泡沫，并能保持一定的时间。所有的酒都不能有其他异味。

（3）滋味：白酒，醇厚利口，无强烈刺激感觉，酒味醇正，无外来异味；黄酒醇厚稍甜，无酸涩味；葡萄酒，醇厚软润，稍甜，无过强的酸涩味；啤酒，爽口，稍带苦味，不可无味，无酸味。

2. 各种含量指标

（1）酒精含量。白酒，系蒸馏酒，酒精含量较高，一般来讲，应在 40% 以上，如果低于该酒所规定的浓度过多，即有掺水之嫌疑；黄酒系发酵酒，酒精含量较低，一般在 12%~15%，如果高于 15%，即有人工加入酒精之嫌；葡萄酒是用水果发酵而得，其酒精含量应在 11% 左右；啤酒由大麦芽发酵而得，其酒精含量应在 3%，过高或过低酒质均可疑。

（2）总酸度的要求。酒的总酸度，包括挥发酸的醋酸及不挥发酸的乳酸、酒石酸和琥珀酸等两大类。由于各种酒的原料不同，所含的种类也有差异，通常白酒以醋酸计，葡萄酒以酒石酸计，黄酒以琥珀酸计，啤酒以乳酸计。总酸度是：白酒不超过0.073%；发酵酒中黄酒为0.3%~0.6%；葡萄酒为0.4%~1.0%，平均为0.6%；啤酒为0.15%。不挥发酸要求：黄酒中含量为0.06%~0.1%，超过0.1%时，即有变质之疑，不能被饮用；葡萄酒不得超过0.07%；啤酒不得超过0.045%。

（3）杂醇含量。杂醇系指高分子醇类的戊醇、异戊醇、丁醇、丙醇等。按规定，蒸馏酒不得超过0.2%，黄酒不得超过0.2%。酒饮料中如果含量过高，饮后常引起头痛等不适。

（4）甲醇含量的规定。目前我国一般粮食酒的甲醇含量在0.06%以上，番薯干所制的酒含甲醇较高。按规定白酒的甲醇含量不得超过0.12%。甲醇含量过高时，饮后可引起甲醇中毒，即饮酒数小时后会出现长久沉睡、昏晕、全身无力、头痛、视觉模糊、恶心、呕吐、腹痛、呼吸困难等症状。重者，可致谵妄、知觉丧失及视觉损害等。

（5）其他含量指标。

①啤酒中的二氧化碳含量，一般应不低于0.3%。

②重金属含量。饮料酒中不得含有铅、砷、铜、锌等重金属，但目前所有冷凝器多系锡制品，而锡中含有铅质，因此，蒸馏酒中，暂允许含有不超过1毫克/升的铅量。

③配制酒中，如加入合成色素时，必须符合国家规定的允许量，最大使用量不得超过1/10 000。

（6）饮料酒中，不得加入防腐剂。

（7）凡酿造酒、配制酒中有微生物生活而引起败坏迹象的，不能饮用。

3. 酒类饮料的保质期

轻工业部规定：啤酒类11~12度省优以上瓶装或易拉罐装熟啤酒4个月，普通啤酒2个月，14度啤酒3个月，10.5度熟啤酒50天；果酒瓶装保质期6个月；汽酒瓶装保质期3个月；露酒保质期6个月；黄酒瓶装保质期暂定3个月。

4. 饮酒量

一般不建议饮酒，酒精摄入能增加肝损伤、痛风等的风险，妊娠和哺乳期不得饮用含酒精的饮料。

二、无醇饮料

无醇饮料又称软饮料。按其是否含有碳酸，分为含碳酸饮料和不含碳酸饮料，具有饮后清凉快感、防暑降温、解渴除烦的作用。我国无醇饮料目前向天然、营养、优质、多品种、多档次发展，以碳酸饮料为主，利用我国资源优势，积极发展果蔬类饮料、蛋白类饮料、特种营养饮料、饮用矿泉水和固体饮料等。

（一）我国饮料类别简介

1. 碳酸饮料

碳酸饮料是含有 CO_2 的一类饮料，具有生产工艺较为简单、风味多样化、价格低廉等特点，其产量约占饮料总产量的 50%，已形成可乐饮料、运动饮料、各类果味饮料系列。

2. 果汁饮料

果汁饮料是指含果汁在 10% 以上的果味型饮料，分浓缩果汁和果汁饮料两类，约占全国饮料总量的 2%。因其加工工艺多采用"冷工艺"，可保持水果的原汁原味，使其营养素不受损失和破坏。

3. 蔬菜汁饮料

蔬菜汁饮料主要有番茄汁、芦笋汁、马蹄汁、莲藕汁等品种。蔬菜汁饮料是补充人体维生素的重要来源，很有发展前景。

4. 含蛋白质饮料

含蛋白质饮料属于营养型饮料，主要有豆奶与豆奶粉、椰子汁、杏仁露、花生露、核桃露等，占我国饮料产量的 2%，主要含有蛋白质和少量的维生素、矿物质及微量元素。

5. 冷饮类饮料

冷饮类饮料主要有冰棍、雪糕、冰块、冰激凌。它们的成分有砂糖、淀粉、赤豆、牛奶、鸡蛋、柠檬酸、水果香精和食用色素等。它们中含有一定数量的蛋白质、脂肪、糖和淀粉等营养物质。

冷饮类饮料是用乳及乳制品、蛋及蛋制品、香料、甜味剂、着色剂、稳定剂、膨化剂等混合冷冻而成。

6. 固体饮料

固体饮料目前主要有橘子晶、果珍、猕猴桃晶、山楂晶、酸梅晶、巧克力豆奶等几大类，具有运输、存放方便，风味多样，市场较广等特点。

7. 其他饮料

其他饮料目前主要包括水饮料，如矿泉水、冰川水、纯净水、离子水、茶水饮料，以及发酵饮料和保健饮料等。

（1）矿泉水饮料。矿泉水饮料，是以矿泉水为基础，添加各种果汁、果料、糖、香精、菊花、蜂蜜、咖啡、可可等制成的饮料。

矿泉水的定义：具有医疗作用的地下水。由于水中含有一定数量的特殊化学成分、有机物和气体，因此对人体有一定益处。

矿泉水饮料应具备以下条件：

①口味良好，风格典型；

②含有对人体有益的成分；

③有害成分或放射物质不得超过卫生标准；

④瓶装后的保存期（一般一年）内，水的外观和口味无变化；

⑤微生物学指标符合饮水卫生要求。

⑥溴酸盐[①]含量：每升最高不超过 0.01 毫克。

矿泉水含有很多化学成分，主要有碳酸氢钠、二氧化碳、硫酸钠、氯化钠、钙、镁、钾等，还含有铁、铜、锌、碘、锰、铬、钴、钼、硒、氟、锂等微量元素。饮用矿泉水，有健胃消食作用；矿泉水能调节体液的酸碱平衡；矿泉水因含多种矿物质，能治疗某些疾病，如钙、镁能治疗搐搦；铁能治疗贫血；碘能防治甲状腺肿；锌能治疗性器官发育不良；铬能治疗糖尿病和视力减退等疾病。但患严重肾炎、肝硬化腹水、肥胖病人就不宜饮含钠量高的矿泉水。所以要结合不同的身体情况选饮矿泉水。

（2）生物碱饮料。

①茶。茶是人们生活中不可缺少的饮料。我国是茶的故乡，也是世界上最先饮茶的国家。茶是由茶树的叶及嫩芽经过一系列加工制成，按其加工方法的不同，可分为绿茶、红茶、花茶、乌龙茶和紧压茶等。茶叶的主要成分如下。

a. 茶多酚是多酚化合物的总称，主要包括儿茶酚、黄酮、花青素、酚酸等化合物，它占茶叶干燥时总量的 20%~30%。茶多酚有杀菌消炎、强心降压、增强血管壁的弹性等作用，可促进人体对维生素 C 的积累，并对尼古丁、吗啡等有害生物碱有解毒作用。

b. 咖啡因。茶叶中含有 5% 左右的生物碱，其中主要成分是咖啡因，它是白色结晶体，具有兴奋神经中枢、加强肌肉收缩、促进新陈代谢、增强心脏和肾脏功能的功效，还有助于消除疲劳。

c. 芳香油。芳香油是一类芳香族化合物，能溶解脂肪、帮助消化食物，是赋予茶叶香气最主要的成分，茶叶中芳香油含量的多少是决定成品茶质量优劣的主要因素。

d. 无机盐和维生素。茶叶中含有钾、钙、磷、铁、锰等无机盐，维生素有维生素 A、维生素 C、维生素 K、维生素 B_1、维生素 B_2 等。其中维生素 C 含量最为丰富。如 500 克绿茶约含维生素 C 135 毫克。

②咖啡。咖啡属三大饮料（咖啡、可可、茶叶）之首，是咖啡树种子——咖啡豆经碾磨制成。咖啡含咖啡因、鞣酸及多量钾盐；此外，还含有蛋白质、粗脂肪、粗纤维、糖类等成分，对人有提神醒脑、利尿强心、帮助消化、促进新陈代谢等作用。适量饮用天然咖啡（一杯水加入一茶匙咖啡）对健康人无害。

---

① 溴酸盐是矿泉水经臭氧消毒生成的产物，为2B级潜在致癌物，世界卫生组织（WHO）和我国均规定每升矿泉水最高浓度不超过 0.01 毫克。

（二）无醇饮料的营养价值

无醇饮料类主要由水、糖类、果子汁、酸味剂、脂肪、香料、二氧化碳等组成。许多无醇饮料除具有清凉解渴作用外，因含有蛋白质、脂肪、碳水化合物、矿物质和维生素等营养素，对人体还具有保健作用。现将我国部分无醇饮料的营养成分列表说明，见表3-10。

表3-10　部分无醇饮料的营养成分

每百克

名称	水分（克）	蛋白质（克）	脂肪（克）	碳水化合物（克）	胡萝卜素（毫克）	维生素B_1（毫克）	维生素B_2（毫克）	尼克酸（毫克）	维生素C（毫克）	钙（毫克）	铁（毫克）	磷（毫克）
橙汁汽水	94.9	—	—	5.1	0.06	0.01	0.03	0.2		17	0.40	36
浓缩蜜橘	41.3	0.8	0.3	57.3	0.73	0.18	1.45	0.4	3.0	14	0.70	
橘子汁	70.1	—	0.1	29.6	0.01	0.07	0.05	0.8	63	54	0.2	3.0
沙棘果汁	87.5	0.9	0.5	8.9	—	0.21	—	—		8	0.1	1.0
杏仁露	89.7	0.9	1.1	8.1	—	0.01	0.02	—	微量	14	0.1	23
巧克力豆奶	90.4	2.9	0.5	5.9	0	0.09	0.11	0.5		28	1.6	4.0
橘子晶	2.8	0.2	0.4	96.5	0.02	—	0.62	1.0	12	7	0.2	—
山楂晶	3.6	0.1	0.2	95.9	—	—	—	—	8.0	10	15.2	3.0
冰激凌	74.1	2.4	5.3	17.3		0.01	0.01	0.2		31	0.9	13
雪糕	69.7	2.3	3.6	23.9	微量	—	—	—	1.0	14	0.1	23
冰棍	88.3	0.8	0.2	10.5		0.01	0.01	0.2		31	0.9	13

（三）无醇饮料卫生标准

1. 感官指标

汽水、果汁水、果子露应澄清，不浑浊、不漏气，不含沉淀物及其他夹杂物，饮料具有特有的香味，不可有其他异味，口感清凉爽口；冰棍、雪糕应硬实，不含杂质；冰激凌全质均等，有天然色调，为淡黄色，组织细密，滑润光泽而黏稠，具有奶香甜味。

2. 卫生标准

（1）制作清凉饮料的原料必须符合卫生要求，不得用腐败、发霉、变质、虫蛀和对人体有害的原料。牛奶使用前要消毒，不得用水禽蛋制作冰激凌，因水禽易被污染肠炎杆菌、鼠伤寒杆菌等沙门氏菌，从而引起食物中毒。

（2）制造饮料用水要经过软化和消毒后方可使用。

（3）饮料中有微生物生活而引起败坏迹象的（如絮状物、浑浊、气味变酸等）不得饮用。

（4）添加色素和防腐剂必须符合国家规定，人工合成色素只允许加入苋菜红、胭脂红、柠檬黄、靛蓝四种，其用量不得超过 1/10 000；防腐剂一般使用苯甲酸钠，用量为 0.1%。

（5）饮料中重金属含量必须符合国家规定，砷含量为 1.0 毫克 / 千克，铅 2.5 毫克 / 千克，铜 6.0 毫克 / 千克。

（6）大肠杆菌指数必须符合国家规定。含蛋白质饮料 0.3 毫升内不得检出大肠杆菌，碳酸及果汁饮料 100 毫升内不得检出大肠杆菌。

3. 饮料的保质期

轻工业部规定，易拉罐、玻璃瓶装果汁、蔬菜汁饮料保质期 6 个月，瓶装果味汽水保质期 3 个月，罐装果汁汽水保质期 6 个月，固体饮料保质期 12 个月，瓶装咖啡保质期 36 个月。

第十一节　转基因食品

近年来，人们为了提高农产品的产量、改善其营养成分，利用生物工程技术来改变农产品基因（DNA），生产出的转基因产品已进入千家万户，同样也进入到了宾馆饭店的餐桌。因此，掌握转基因食品的知识是十分必要的。

一、转基因食品的含义

转基因就是将不同来源的 DNA 分子或片段进行重新组合，克服天然物种生殖隔离的屏障，将具有某种特性的基因（DNA）分离和克隆，再转接到另外生物细胞内，从而，按照人们的愿望创造自然中原来没有的生物品种。简单地说，就是农业、养殖业运用转基因技术生产、加工出来的食品，谓之转基因食品。这些食品到目前为止已涵盖了粮食、油料作物、蔬菜、水果、家禽、家畜、水产以及相应的深加工食品。

二、转基因食品的发展及运用

转基因食品的出现，是世界高科技在农业、养殖业和食品加工业的应用。转基因技术的进步，对农业和生命科学的发展起到了巨大的推动作用，使得植物、动物、微生物不同种之间实现了分子或细胞水平方向的基因转移、修饰或重组，加快了种植业和养殖业培养优良品种的步伐。

美国在 1983 年第一例转基因植物问世以来，目前转基因技术相继在阿根廷、加拿大、中国、澳大利亚和墨西哥等国被广泛应用。美国、阿根廷、加拿大、中国为世界转基因食品四大生产国。美国是世界上转基因植物的主要种植国，占全世界转基因植物种植的 64%，阿根廷 11%，加拿大 10%，澳大利亚和墨西哥 1%。

我国从 20 世纪 80 年代就开始了转基因植物的研究，1999 年转基因技术使用范围已从植物扩大到动物。目前已从减少投入延伸到增加产出，已使转基因农产品提高了品质，改善了品质特性等。当前除西红柿、胡椒已投入商业种植外，还有 15 种农产品已进入田间种植，发展前景是远大的。

世界诸多科学家和世界粮农组织认为，转基因技术在食品生产领域应用广泛，在相当程度上解决了世界众多人口的吃饭问题。

三、转基因食品的种类及特征

（一）转基因食品的种类

转基因技术在食品领域应用十分广泛，当前主要在粮食、蔬菜、水果、油料作物和养殖业中应用。全世界应用广泛的主要是农作物，以大豆、玉米、棉花和油菜 4 类为主。这 4 类农作物占全球转基因农作物的 86%，其中北美种植就占 75%。其次主要有番茄、胡椒、香蕉、草莓等农作物。

（二）转基因食品的特征

（1）转基因农作物具有抗病虫害、抗杂草、抗倒伏、抗旱、抗盐碱等特性，可减少或免除使用农药。

（2）转基因技术可改善植物食品的品质，如提高淀粉、油脂含量及组成，提高其蛋白质、氨基酸含量，特别是人体必需氨基酸含量。

（3）转基因技术提高了加工过程中的冷冻、烘焙性能，从而提高了成品的风味和特性。

（4）转基因技术可改善发酵食品的品质与风味。

（5）转基因技术可改良动物食品的品质，如使其生长速度增快、肉质的营养价值提高等。

（6）转基因技术可改善农作物的保鲜性能，主要涵盖番茄、香蕉、菠萝、苹果、草莓等果蔬的成熟及软化机理和基因改造。

四、转基因食品的安全评估

（一）转基因食品的安全等级

转基因食品的安全性是由受体生物、基因操作、转基因生物及生产加工方法的安全性决定的，通常采用安全等级来表示。根据产品对人体健康及环境的危险程度，确定为下列四个等级。

Ⅰ级：对人类健康尚不存在危险。也就是说这类转基因食品对人类健康不产生近期或远期危害，长期食用是安全的。

Ⅱ级：对人类健康具有低度危险。也就是说这类转基因食品内含有某种过敏源，只对有过敏体质的人群产生不良反应。

Ⅲ级：对人类健康具有中度危险。也就是说这类转基因食品在转基因过程中产生某些毒性，如生成抗营养因子，引起营养成分的改变，对人体健康造成隐患。

Ⅳ级：对人类健康具有高度危险。这类转基因食品在发生基因重组和改变过程中，有发生基因传递、破坏生态环境等隐患。

（二）转基因食品的安全评价

对转基因食品的评价，国际上通常采用"实质等同"的原则。就是将转基因食品与现有传统食品进行基因比较，如果转基因食品与已存在的自然食品"实质等同"（质量是一样），则认为这种转基因食品是安全的；如果不能确定"实质等同"，则要设计研究方案，建立严格的生物实验方法，尤其是对其致癌性、致敏性、神经毒性进行认真评估。根据转基因食品的特性，具体应从下列三个方面进行评定。

（1）转基因食品是否具备应有的特性及活性成分。

（2）转基因食品是否具有应有的营养质量。

（3）转基因食品是否具有毒性、致敏性或危害人类健康的成分。

迄今为止，世界有几亿人吃过几种转基因食品（美国就有 2 亿人），尚无一例转基因食品引起的不良反应。世界卫生组织（WHO）认为，目前尚未显示广大民众食用批准的转基因食品后对身体健康产生任何影响。但有的科学家仍然认为评价转基因食品对人类健康是否有影响，需要作长期的大量的研究和观察。

五、转基因食品的安全管理

转基因食品的安全管理，世界上尚无统一的、规范性管理法规，但在重视加强对转基因食品安全管理方面都是一致的。美国制定了《生物技术管理协调大纲》，对转基因食品安全管理的原则、程序、方法等提出了指导性意见，但要求比较宽松，美国国家药品食品管理局不要求转基因食品一定要在标签上标注。欧盟主张所有转基因食品上市前必须获得批准，对只要含有 1% 以上转基因成分的食品均采用强制标签制度。日本和韩国也是如此，以维护消费者的"知情权"和"自由选择商品权"。

我国目前还尚未开展转基因食品安全评价及对我国公民健康影响的研究。为保证公民的身体健康，卫生部 2001 年 12 月 11 日出台了《转基因食品卫生管理办法》，此《办法》自 2007 年 12 月 1 日起施行《新资源食品管理办法》时废止。

第十二节　抗衰老食品

我国已进入老龄化社会，60 岁以上老年人逐年增多。因此，中老年食品已进入我们的生活中，现就六色抗衰老食品的作用介绍如下。

一、绿色食品

主要食用植物的嫩叶鲜菜类，此类食品主要含有 B 族维生素和维生素 C 等，还含有中老年人不可缺少的粗纤维和无机盐类等营养素。主要有菠菜、大青菜、西蓝花、芹菜、韭菜和苜蓿菜等。

（一）菠菜

本品为藜科植物菠菜带根全草，产于全国各地。主要含有植物蛋白质、脂肪、碳水化合物、钙、磷、铁、B 族维生素，以及胡萝卜素等，具有滋阴润燥、养血止血的功效。但草酸含量较高，故吃时应在开水中烫过再吃。可凉拌，也可炒食，是中老年人不可缺少的蔬菜品种。

（二）大青菜

主要食用植物的叶茎类。主要含有植物蛋白质、脂肪和碳水化合物、膳食纤维素、胡萝卜素、B 族维生素，以及维生素 C 和钙、磷、铁等，是中老年人不可缺少的餐桌上的蔬菜之一。可炒食。

（三）韭菜

为百合科植物韭菜的叶类，主要产于全国各地。含有植物蛋白质、脂肪和碳水化合物、食用植物纤维素、胡萝卜素、B 族维生素和维生素 C，以及钙、铁等营养素。中医上还具有温中散血、行气、解毒之功效。可炒食。

（四）芹菜

为伞科植物芹菜的全草，分为麦芹和普通芹两种，麦芹细小，而普通芹菜粗大。主要具有平肝清热、祛风理湿的作用，用于防治高血压病、晕眩头痛症，是中老年人不可缺少的菜品。芹菜含有 B 族维生素、蛋白质、脂肪、碳水化合物、植物纤维素。

（五）西蓝花

为引进品种，主产区为广东。主要含有植物蛋白质、脂肪、碳水化合物、B 族维生素、抗坏血酸、粗纤维素等营养成分，还含有钙、磷、铁等，是中老年人餐桌上不可缺少的蔬菜品种。

除了上述菜品外，中老年人还应多食用一些其他菜品类，如茼蒿、苜蓿菜、生菜、雪里蕻、莴苣笋、莴苣叶、苦瓜等绿色食品。还应多补充一些高纤维素菜品，以缓解中老年人便秘和高血压的困扰。

（六）绿色食品的制作

1. 凉拌菠菜

菠菜适量、生姜末 25 克、蒜泥和食盐各 2 克、酱油 10 毫克、花椒油适量、味精 1 克、醋 1 毫升、麻油 3 毫升。

将菠菜去须根洗净。水烧开后下入洗净的菠菜焯熟，放凉加入调料后拌食，适于中老年人食用。

2. 炒西蓝花

西蓝花 1 个、蒜末 3 克、食盐 2 克、味精 1 克、植物油适量。

将西蓝花大朵剖成小朵，开水焯八成熟，将油加入锅中烧熟成八成热时，下入蒜末、食盐、味精，炒出香味，再下入西蓝花炒熟出锅放入盘中即可。西蓝花含有人体所需的 B 族维生素、矿物质以及植物纤维素等人体所需物质，是中老年人餐桌上不可缺少的蔬菜。

二、红色食品

这类食品主要包括叶菜类、根茎类蔬菜以及干果类，主要有胡萝卜、西红柿、苋菜、大枣、枸杞、花生米和高粱米等食品，含有人体所需的胡萝卜素、B 族维生素和维生素 C，还有植物纤维素等。

（一）胡萝卜

为伞科植物胡萝卜的根，产于全国。此菜含有大量的胡萝卜素、B 族维生素、碳水化合物、植物脂肪、蛋白质，有明目的作用。

（二）苋菜

为苋科植物苋菜的茎叶，我国大部分地区都可种植，含植物蛋白质、脂肪、碳水化合物、胡萝卜素以及维生素 C 较丰富，是中老年朋友不可缺少的蔬菜之一。

（三）西红柿

富含维生素 C 的食品，为引进品种，主要含有植物蛋白、脂肪、碳水化合物、胡萝卜素和钙、钾、钠、维生素 E 等。

（四）红色食品的制作

1. 西红柿炒鸡蛋

西红柿、鸡蛋各 1 个，食盐和味精各 2 克，食用植物油适量。

将西红柿洗净、去皮、切块。鸡蛋打碎倒入碗中搅拌均匀，锅烧热，倒入植物油适量，烧至八成热时，倒入鸡蛋翻炒成块，然后倒入西红柿，加入食盐以及味精，翻炒均匀即可出锅装盘。

2. 炒苋菜

苋菜 1 斤、蒜末 2 克、食用盐和味精各 5 克、食用植物油适量。将苋菜洗净，去根须和老叶，切成段，锅烧热，倒入食用油烧至七成热时下入蒜末，倒入苋菜段翻炒至熟，然后，下入食用盐、味精翻炒均匀即可装盘。

三、黄色食品

此类食品呈黄色，包括瓜类食品，如南瓜、黄瓜类等；豆类食品，如黄豆类；粮食类食品，如小米类；黄酒类、黄菊类等食品。

（一）黄瓜

为葫芦科植物之果实，全国都有栽种，含有多种氨基酸、植物脂肪、碳水化合物、胡萝卜素、B 族维生素。具有解毒、去烦渴等功效。可凉拌、生食、炒食等。

（二）黄酒

为糯米和酒糟酿造而成的淡黄色液体，以浙江省绍兴市出产的黄酒最优。含有乙醇、麦芽糖、葡萄糖、糊精等碳水化合物，还含有氨基酸等，具有活血通经等作用，还可用于调味。

（三）黄豆

为豆科植物大豆之黄色种子，含有丰富的蛋白质、植物脂肪、胡萝卜素、B 族维生素等营养素，还能制作豆腐、榨油和生豆芽等，具有润燥的作用。

（四）小米

主要生长在黄土高坡，属于旱季作物，含有碳水化合物、植物脂肪、蛋白质、维生素 B_1 和维生素 B_2 等物质，还含有钙、磷、铁等。

（五）黄色食品的制作

1. 小米粥

将小米洗净，锅内加入适量水，将洗净的小米倒入清水中大火煮开，再用小火将小米煮至黏稠。加入少许大枣和枸杞子再煮几分钟即可。

2. 黄豆炒青菜

黄豆 10 克、青菜 500 克、食盐和味精各 5 克、蒜末 3 克、植物油适量。将黄豆泡涨、洗净，将青菜洗净切段待用。锅内加植物油适量，烧至 8 成熟时下入蒜末煸炒出味，再下入涨发好的黄豆，再下入青菜段，然后加入适量清水烧至黄豆和青菜发软，加入食盐、味精，出锅装盘即可。

四、紫色食品

食品的外观呈紫色，主要有紫茄子、紫薯、紫菜等食品。

（一）紫茄子

为茄科植物茄子的果实，全国均有栽种。除含有丰富的植物蛋白质、脂肪、碳水化合物外，还含有丰富的胡萝卜素、B 族维生素和维生素 C，以及钙、磷、铁等，是中老年朋友餐桌上不可缺少的佳肴。

（二）紫薯

为豆科植物紫薯之块茎，产于全国。含有人体所需的植物蛋白质、脂肪、碳水化合物外，还含有人体所需的 B 族维生素和维生素 C 等，以及钙、碳、铁、植物纤维素等物质。

除以上食品外，还有含碘丰富的紫菜、紫葡萄等食物。

五、白色食品

主要包括粮食类，蔬菜中的叶菜类、根类、茎类、瓜类等食物，还有动物食物中的乳类、鱼类等。

（一）白菜

主要含有植物蛋白质、脂肪、碳水化合物、纤维素和钙、磷、铁，以及胡萝卜素、B族维生素和维生素C等营养物质，具有通利肠胃的作用，可缓解中老年人便秘。

（二）莲藕

此类为睡莲科植物莲之肥大根茎，主要含有植物蛋白质、脂肪、碳水化合物、B族维生素、维生素C、钙、磷、铁等，可制成藕粉等。

（三）白萝卜

我国大部分地区都有栽种。含有维生素C、碳水化合物、蛋白质和具有抗菌作用的萝卜醇提取物。具有防止胆结石形成的作用。有消滞、宽中、解毒之功效，是中老年人日常生活中不可缺少的菜品。

（四）百合

主要产于甘肃省。含有碳水化合物、植物蛋白质、脂肪，还含有B族维生素、维生素C，以及钙、磷、铁等，具有清热、润肠、通便之功效。可煮粥也可炒食。

（五）粳米

为禾本植物粳稻种子。含有碳水化合物、植物蛋白质、脂肪、维生素B和纤维素类，以及钙、磷、铁等，具有健脾、和胃之功效。

白色食品种类繁多，除上述介绍的外，还有粮食类中的米、面、燕麦片，蔬菜中的菜花、山药、冬瓜，及动物食物中的乳类、鱼肉类等食物。

（六）白色食品的制作

1. 粳米薏米粥

取薏米50克、粳米100克、清水适量。用清水泡薏米，清水下锅，烧沸后下入薏米，用大火煮开后改用小火，再下入淘净之粳米，将两者煮黏后再下入大枣5枚、枸杞若干，调色后盛碗上桌即可。

2. 百合炒肉片

百合、猪后腿肉各 100 克、食盐 10 克、调料汁 10 克、水淀粉 10 克、料酒 10 克、酱油 10 克、植物油 30 克、味精 5 克、青红椒各 10 克。将猪肉去皮切片，百合去根撕片洗净即可。将猪后腿肉切薄片后放入调味汁、料酒、酱油的混合调料，然后放入水淀粉，抓匀后过油。锅中加入植物油后放入百合煸炒，加入青红椒炒出味后再放入肉片煸炒，加入食盐、味精出锅装盘即可。

3. 猪肉烧白萝卜

猪五花肉 500 克、白萝卜 1 个、精盐 16 克、酱油及料酒 5 克、白砂糖 5 克、调料包 1 个（花椒 5 克、八角 1 个、茴香若干、桂皮 1 块、草果 1 个）、味精 8 克、清水适量、精炼油 5 克。白萝卜洗净去皮，切成厚片待用。猪五花肉洗净，切成中等大小的块。锅烧热放入精练油煸炒出油，加入调料包、料酒、糖、酱油上色，然后煸炒片刻，加水煮沸，转小火，加入白萝卜块，烧熟即可，加入味精和剩余食盐即可装盘出锅。

六、黑色食品

主要有木耳、松子和黑鱼等食物。

（一）木耳

为木耳科植物木耳之实体，主要产于山区。含有丰富的蛋白质、脂肪和碳水化合物，以及 B 族维生素、磷脂和钙、磷、铁等。

（二）松子

为红松之种子，主要产于东北。含有挥发油、植物蛋白质、脂肪，具有润肠、滑肠之功效，对便秘有很好的功效。

（三）黑芝麻

为胡麻科植物芝麻的种子，有黑芝麻和白芝麻之分。含有植物蛋白质、叶酸及芝麻素、维生素 E 和钙等营养物质，具有补肝肾、润五脏之功效。

黑色食品较少，除上述所述之外，还有黑豆、黑米、黑鱼及桑葚等食物。

（四）黑色食品的制作

1. 木耳拌洋葱

干木耳 50 克、洋葱 250 克、白砂糖 5 克、精盐 8 克、蒜泥 5 克、味精 5 克、白醋 5 克、清水适量。

干木耳泡发后，洗净去泥沙和耳蒂，撕成小朵待用。洋葱去皮、洗净，切成丝待用。锅内加清水适量烧沸后，加入木耳焯熟，捞出放凉，取碗一只倒入木耳和洋葱，加入白砂糖、精盐、蒜泥、味精和白醋搅拌均匀装盘即可。此菜具有降低中老年人胆固醇和通便的作用。

2. 松子鸡

脱毛后的鸡1只、松子仁10克、大枣5枚、精盐10克、味精10克、清水适量、料酒5克、调料包1个（花椒5克、八角茴香1个、桂皮1块、草果1个），小葱末适量。

将鸡剁块放入沸水锅中去血沫，然后将鸡块放入高压锅中，加入松子仁、大枣、精盐，加入清水适量，再放入调料包、料酒，用大火煮沸，再用小火煮至酥烂即可，排出高压锅气体，然后再加入味精和小葱末即可。

📖 本章小结

食品中的营养素含量是不均衡的，其营养价值也不一样。蛋白质在生物界分布很不一致：植物组织的蛋白质含量较少，质地也较差；动物组织含量较多，质地也好。因此，动物蛋白质是人体蛋白质的主要来源。碳水化合物含量较高的是谷类食品，是人体热能来源。脂肪多含在动植物油脂中，以植物油营养价值最高。维生素、矿物质类和纤维素多含在蔬菜、水果中。人体每日摄取食物来获得这些营养物质。

转基因食品在农业、养殖业中的应用，改善了食品品质，提高了农作物的产量，解决了世界众多人口的吃饭问题。

❓ 思考与练习

一、选择题

1. 动物食物中（   ）含蛋白质较高。

A. 畜肉中的牛肉　　　　　　B. 禽肉中的鸡肉　　　　　　C. 鱼肉中的带鱼

2. 动物食物中（   ）脂肪营养价值高。

A. 畜肉中的猪脂　　　　　　B. 禽肉中的鸭脂　　　　　　C. 海产鱼脂

3. 含碳水化合物较高的食品是（   ）。

A. 大米　　　　　　　　　　B. 猪肉　　　　　　　　　　C. 萝卜

4. 蛋黄中的（   ）能促进人体大脑发育。

A. 卵磷脂　　　　　　　　　B. 胆固醇　　　　　　　　　C. 饱和脂肪酸

5. （   ）多含在油菜中。

A. 维生素 B_2　　　　　　　B. 维生素 C　　　　　　　　C. 胡萝卜素

二、问答题

1. 畜肉的营养价值有哪些？如何鉴别新鲜肉与变质肉？

2. 禽肉的营养价值和卫生标准有哪些？

3. 蛋是由哪几部分组成的？含有哪些营养素？鲜蛋的卫生标准有哪些？

4. 鱼类食品的营养价值和卫生标准有哪些？

5. 谷类食品有哪些营养价值？其卫生标准是什么？

6. 粮食为什么要控制水分？黄曲霉毒素对人体有什么样的毒害？

7. 蔬菜中含有哪些矿物质和维生素？

8. 豆粒的结构和营养特点是什么？豆制品的感官标准有哪些？

9. 食用油脂的营养价值如何？应具备哪些感官标准？

10. 叙述食盐、味精、酱油、食醋的感官标准和卫生指标。

11. 叙述我国目前饮料的类型及特点。

12. 什么是转基因食品？

第 **4** 章 / 食品在烹调工艺中的营养保护

📖 **学习重点**

● 科学切配，合理烹调菜肴

● 科学制作米、面食品

第一节　食物中营养流失的途径

食品中的营养素可因淘洗、切配、烹调方法不当受到一定的损失，主要是通过流失和破坏两个途径损失的。

一、流失

食品中的营养素，常因某些物理因素导致营养素损失，主要通过蒸发、渗出和溶解。

（一）蒸发

日晒或热空气的作用可使食品因水分蒸发而干枯。阳光中紫外线作用是造成油脂酸败和维生素被破坏的主要因素。同时，还有部分味觉物质也被破坏。具体见表 4-1。干菜、肉干、干鱼等，经水涨发后可恢复原来的性状。

表 4-1　鲜、干菜中维生素比较

毫克 /100 克

名　　称	维生素 B_1		维生素 B_2		尼克酸		维生素 C	
	鲜	干	鲜	干	鲜	干	鲜	干
萝卜（白）	0.02	0.07	0.04	0.08	0.5	1.2	30	2
黄花菜	0.19	0.36	0.3	0.14	1.1	4.1	32	0
辣椒	0.05	0.61	0.1	0.9	0.1	8.1	76	28

续表

名　称	维生素 B$_1$		维生素 B$_2$		尼克酸		维生素 C	
	鲜	干	鲜	干	鲜	干	鲜	干
蘑菇	0.11	0	0.16	0	3.3	0	4	0
猪肉（松）	0.53	0	0.12	0	4.2	0	0	0
墨鱼（干）	0.01	0	0.06	0	1	0	0	0
鱿鱼（干）	0.08	0	0.09	0	2.4	0	0	0

（二）渗出

由于食品中添加了某些高渗离子，改变了食品内部渗透压，使食品中水分渗出，某些营养物质也随之外溢，从而使营养素（如维生素等）受到不同程度损失，主要见于盐腌、糖渍食品。见表 4-2。

表 4-2　鲜、咸食品维生素保存比较

毫克/100 克

名　称	维生素 B$_1$		维生素 B$_2$		尼克酸		维生素 C	
	鲜	咸	鲜	咸	鲜	咸	鲜	咸
萝卜（白）	0.03	0.02	0.04	0.04	0.5	0.1	30	0
白菜	0.02	0	0.04	0	0.3	0	20	0
芥菜	0.06	0	0.13	0	0.8	0	80	0
雪里蕻	0.07	0.04	0.14	0.11	0.8	0.5	82	0

（三）溶解

食品在淘洗过程中由于方法不当，或因长时间炖、煮等，可使水溶性蛋白质、脂类和维生素类溶解于水中，这些营养素可随淘洗水或汤汁流失。例如蔬菜若切洗不当会流失 20% 维生素类；大米多次搓洗可失去 43% 的维生素 B$_1$ 和 5% 的蛋白质；将汤抛弃可丢掉部分脂肪和 5% 的蛋白质等营养素。

二、破坏

食品因某些物理、化学或生物因素作用，使营养素氧化分解失去原有的特性。主要原因是食品保管和加工烹调的方法不当，致使霉变、腐烂、生芽，蛋品胚珠发育，烹调时不适当加碱，或油温过高等，都可造成营养素被破坏。

（一）高温

食品在高温环境烹调时，如油炸、油煎、熏烤或长时间炖煮等，食品受热面积大，时间较长，使某些易损营养素被破坏。例如油炸食品维生素 B_1 流失 60%，维生素 B_2 被破坏 40%，尼克酸流失一半，而维生素 C 则全部被破坏。

（二）化学因素

1. 配菜不当

将含鞣酸、草酸多的食物与含蛋白质、钙类高的食物一起烹制或同食，这些物质可形成不能被吸收的有机化合物，如鞣酸蛋白、草酸钙等，降低了食物的营养价值，甚至还可以引起人体结石病。

2. 不恰当使用食碱

食碱可使 B 族维生素和维生素 C 受到破坏，这是由于这些维生素在碱性环境中可加速分解，失去特性。如需加碱，一定要限量添加。

3. 脂肪氧化酸败

酸败脂肪不但完全失去脂肪的食用价值，而且还会使脂溶性维生素受到破坏。

（三）生物因素

指食品自身生物酶作用和微生物侵袭，使食品变坏，造成营养素的破坏。

1. 食品自身代谢作用

肉食品的溶组织酶作用、蛋白的胚珠发育、蔬菜的呼吸和发芽，可引起食品中蛋白分解、脂肪氧化酸败、维生素被破坏，甚至产生危害人体健康的有毒物质。

2. 微生物侵袭

指腐败细菌的生活和霉菌作用，造成食品霉变和腐败变质，从而使蛋白质产生胺类物质及脂肪在细菌酶作用下生成低级酶类等对人体有害的物质。

第二节　菜肴初加工过程中的营养保护

菜肴初加工过程中的首道工序，如若加工方法不当，会使水溶性蛋白质、水溶性维生素和某些矿物质损失，降低了菜肴的营养价值。因此，做好菜肴初加工的营养保护十分重要。初加工引起营养素流失较多的以蔬菜为主，本节只阐述蔬菜初加工的营养保护。

一、蔬菜初加工的营养保护

蔬菜含有大量水分，其水分中又含有丰富的维生素、碱性矿物质和味觉物质，若切洗不当易使水溶性维生素，尤其是维生素 C 流失严重。因此，在菜肴初加工中保护维生素极为重要。

（一）蔬菜的切洗

蔬菜在生长过程中要进行施肥、杀虫，易受农药和寄生虫卵污染，在洗前先将整棵菜浸泡在清水中 1~2 个小时，以减少农药残留量，然后可逐叶洗净切小；如果是切后再洗的菜，要用随炒随切、切好快洗的方法，不要在水中浸泡时间过长，以减少营养素的流失。

（二）开水烫后挤汁

菜肴制作过程中如在炒前将切好的菜放入沸水后捞出，挤出汤汁再炒，维生素流失会较多，特别是维生素 C 流失严重，见表 4-3。炒新鲜菜时不要用沸水烫，更不要挤出菜汁。如需要挤汁的菜，例如饺子、馄饨的馅菜，挤出的菜汁能做汤的可尽量做汤，这样可弥补一些维生素的流失。

表 4-3　蔬菜不恰当处理时维生素 C 的流失率

%

处理方法		流失率
沸水烫 2 分钟	不挤汤汁	45.1
	挤出汤汁	77.1
挤汁后处理	浸泡 1 小时去汤	93.5
	长时间浸泡	95.5

沸水焯菜可去除某些蔬菜的有害物质，如菠菜、春笋中的草酸，豆角中的皂素和血球凝集素等。

二、配菜中的营养保护

配菜是烹调工艺中的一道重要工艺，也是实现合理营养的重要环节。配菜在保留传统菜肴风味和特色的基础上，运用现代营养学的观点和平衡膳食的原则，科学组合，提高菜肴的营养价值。

（一）配菜应掌握的原则和方法

营养配菜是按照烹饪原料的形态、结构、理化物质、营养价值等进行选料、搭配，使制出的菜肴除具有色、香、味、形以外，还要符合营养卫生所规定的标准，以满足人体的生理需要。

配菜的原则、方法和具体要求，加工技术课程中作详细叙述，在此不再赘述。只从营养学角度，阐述科学配菜的有关内容。

1. 掌握烹饪原料的品质特点和营养结构

由于各种烹饪原料的品质结构不同，其营养素含量也有一定差异。例如肉中含蛋白质、动物脂肪和钙、铁等；谷类多含淀粉；蔬菜、水果类多含维生素、纤维素；豆类、蛋类、乳类除含丰富的蛋白质外，还是高钙类食品等。因此在配菜时要做到动物原料与植物原料，原料切的形状、色泽和味道的合理搭配，以发挥营养素间的协同作用，适应人体的胃肠习性。

2. 发挥异性蛋白质的互补作用

配菜时要遵循动物性蛋白质与植物性蛋白质的互相搭配原则，以提高菜肴蛋白质的生理价值，从而提高人体对食物蛋白质的利用率。例如制作豆腐菜时配以肉类，可弥补豆腐中蛋白质氨基酸的不足，提高豆腐菜肴的营养价值。

3. 含钙高的原料要配以含维生素 D 多的菜

如此搭配可以促进钙质的吸收和利用。例如制作砂锅豆腐可加水产品，除可发挥蛋白质的互补作用外，水产品中含有较多的维生素 D，可促进豆腐中的钙在人体内吸收利用。

4. 含铁高的烹饪原料，要配以含维生素 C 高的蔬菜

此搭配有利于铁的吸收利用。例如制作鸡蛋、肝脏、动物血时与绿叶菜搭配，有利于鸡蛋、肝脏和动物血中的铁的吸收。

5. 制作含胆固醇高的食品，如动物内脏、肥肉等，要配以含纤维素多的蔬菜

以减少动物性食品中胆固醇给人体造成的危害。因蔬菜中纤维素有吸附胆固醇的作用，可随大便排出体外，可预防动脉粥样硬化。

6. 酸碱食物相搭配，维持人体内的酸碱平衡

如烹制肉类时要配以碱性的蔬菜，特别是叶菜类，因碱性的蔬菜很适合用来中和酸性食物肉类，有利于人体新陈代谢。

7. 注意菜肴中的化学变化

防止菜肴在烹饪过程中生成对人体有害物质，或使菜肴失去生理效应。例如含钙丰富的烹饪原料，不能和含草酸多的蔬菜相配，以防生成草酸盐对人体产生不利影响。再如制作高蛋白质食物不能和鞣酸高的菜相配，以免生成鞣酸蛋白，降低食物的生理效应。

（二）宴会配菜的营养组合

（1）要注意进餐者每人需获得蛋白质、脂肪、碳水化合物、维生素和矿物质的供给量，具体见食谱编制节。

（2）菜肴营养素组成要符合人体的生理需要。整桌宴席菜要采用动植物蛋白混合，提高蛋白质的互补作用，以增加菜肴的生理价值。油脂采用动植物油脂混合使用，可以防止胆固醇在体内代谢过程中的副作用，从而防止动脉硬化。钙磷比例要适当，有利于钙的吸收。维生素含量要全面，以满足人体生理需要。

（3）宴会菜肴组合比例要合理，采用荤素搭配、甜咸搭配、主副搭配，从而可使人全面获得所需要的营养素。

（4）宴会菜肴组合上要避免油脂过大、脂肪含量过高；肉量大，蛋白质多；蔬菜量少，维生素、纤维素和碱性矿物质不足；副食量大，主食（粮食）摄取量少，碳水化合物供给偏低等传统宴会出现的弊端。

第三节　菜肴烹调过程中的营养保护

食物通过烹调加工，不仅可除去食品原有的腥膻味，增加令人愉快的色、香、味，使食物易于消化吸收，提高食物的营养价值。同时，还能杀灭食物中的致病性微生物和寄生虫，去除原料自身的毒素，从而使食物对人体无害。

食物烹调是一个由生变熟的过程，也是发生复杂的物理、化学变化的过程。在这过程中植物性食物细胞间果胶软化，坚韧细胞壁破裂，有利于消化液渗入；动物性食物中部分蛋白质分解为多肽和氨基酸，增加肉的鲜美味；结缔组织中的生胶质分解为动物胶，纤维分裂易酥烂，便于咀嚼；食物水溶性物的浸出、芳香物质的挥发使食品增加好闻的气味和固有香味。但是，由于烹调方法、温度、时间和食物耐热性的不同，也可使营养素不同程度地流失和被破坏。

一、我国常用烹调法对食物营养素的影响

我国烹饪技术有着悠久历史，包括煮、炖、熘、炒、炸、焖、烤、熏、烙和焗等多种技术。这些烹调方法同食品中营养素的保存率有着密切关系。现将我国常用的烹调法对营养素的作用简述如下。

（一）煮

煮，是把食品放入 100℃沸水中滚煮，以水为热的传递物质把食物烹制熟的烹调

法。如果加入食盐，还可使水温提高。食品在滚煮时，常使一部分水溶性物质，如蛋白质、矿物质、水溶性维生素及其他有机物质浸入汤汁中。所以，煮食品的汤汁，如肉汤、鸡汤、米面汤等应被很好利用，不要抛弃。

食物受热面积和传热性能的不同，决定了煮食物的时间，例如煮肉就比煮其他食物时间要长些。因肉是不导热体，汤已烧滚，肉块内部温度仍然很低。经测定，放一块重1千克的肉，要使内部温度达到100℃以上，需2小时之多。科学家试验发现，血色素的破坏温度为70℃，可把血色素破坏作为观察肉内部温度的标准。

（二）蒸

蒸是利用水蒸气为热的传递物质把食物烹制熟的方法，温度往往在100℃以上。蒸的食物由于浸出物及味觉物质失去较少，蒸出的食物柔软、味浓、鲜嫩，营养素保存率较高，易于消化。维生素保存率见表4-4

（三）炖

炖，是一种将原料放入盅内，加清水（或汤水）、调味、加盖，利用盅外的高温（蒸汽）长时间加温，使物料涨发软黏、汤液香浓味醇厚的一种烹调方法。炖时可使水溶性维生素、无机盐、肌肽及部分氨基酸溶于汤中，结缔组织中的胶原蛋白变性水解溶于汤中成凝胶，冷却后呈明胶。因而炖制的食品不失原味，肉质黏滑。一般都带汤食用，营养素流失不大，只是维生素有一定的流失，见表4-4。

（四）炒

炒，是把肉或蔬菜放入沸油中急炒、以油为传热物质的烹调法。炒的菜肴由于各部受热不均和时间较短，不易将食物中细菌和寄生虫卵杀死，所以，要求选料必须优质，炒时要将锅中菜肴多次翻炒。急炒不易破坏菜肴的营养物质，特别是维生素类，见表4-4。

（五）炸

炸，是把食物原料放入热油中制作成熟、以油为热的传递物质的烹调法。炸时由于油的沸点很高，食物表面温度可达115~120℃，表面蛋白质、淀粉很快结成硬壳，食物内部可溶性物质损失较少，吃时美味多汁，但由于食品传热性能不好，如果烹制时切块过大，有可能出现外熟里生的情况。油炸食品可浸入油脂，因而可增加脂肪含量，吃了不易消化，胃内保留时间长，饱腹作用强。油炸食物在高温中进行，维生素破坏率较高于其他烹调法，见表4-4。

表 4-4　几种烹调法的维生素保存率

%

名　称 \ 烹调法	蒸	炖	炒	炸
维生素 B_1	53	53	87	57
维生素 B_2	85	85	100	95
尼克酸	70	29	55	66
维生素 C	—	71	94	0

（六）烫泡

烫泡，是将肉食或蔬菜放入沸水中烫过后捞起用酱、麻油和其他调味品一起拌食，如凉拌菜、涮羊肉等。烫泡也是以水为热的传递物质。此种烹调法对肉食和蔬菜营养素破坏甚少，特别是维生素 C 得以大部分保存。但因煮的时间短，肉中寄生虫不易被杀死，因此要求选料优质精细，切片要薄，沸水量要足。

（七）熏烤

熏烤是把食物放在烤炉内直接熏烤的烹调法，烤炉温度在 200℃以上，和炸制食物相似。食物受了高热空气作用，表面结成硬壳，内部浸出物质流失较少，但因高温作用，维生素保存率很少，部分脂肪流失。

（八）微波烹调

微波烹调是近几年来兴起的一种新型烹调法，是利用微波穿透辐射食物，使食物内部剧烈振动而产热，把食物烹制熟。此法具有省时、无油烟等优点。由于食物的受热时间短，所以营养流失率较少，如牛肉或猪肉，其维生素 B_1 保存率分别为 81%~86% 和 91%。

二、蔬菜在烹调过程中的营养保护

蔬菜含有大量的水分，同时又含有丰富的维生素、碱性矿物质和味觉物质。如若烹调的方法不当，或高温作用时间过长，易使其中的水溶性维生素流失和破坏，尤其是维生素 C 损失更为严重。因此，蔬菜制作过程中保护维生素极为重要。

（一）蔬菜的烹调方法

蔬菜一般要采用大火急炒，这样做维生素保存率较高；若采用炒煮法则流失较多。

一般要求用小锅小炒为宜，集体食堂也应采取分锅小炒分开进行。煮菜时有较多的维生素 C 溶于汤中，若不吃汤，这些维生素将随汤被弃。如能加醋的菜，在烹制过程中尽量加入少量醋，这样对钙、磷吸收和水溶性维生素的保存均有好处。

烹调蔬菜时为了使青叶菜、青豆荚保持青绿色泽，有的厨师在蔬菜制作过程中加入少量食用碱，这样会改变菜肴的酸碱度，致使大量水溶性维生素被破坏。

煮菜汤时可尽量加少量淀粉、肉粉、大豆粉等，对维生素 C 有保护作用，可提高汤汁的营养价值。

不同烹调法菜中维生素的保存率，见表 4-5。

表 4-5　不同烹调法菜中维生素的保存率

名　称		烹调方法处理情况	维生素 C（毫克 /100 克）			胡萝卜素（毫克 /100 克）		
			烹调前	烹调后	保存率	烹调前	烹调后	保存率
绿豆芽	炒	水洗后用油炒 9~13 分钟加调味品	10.0	5.6	56%	—	—	—
豇豆	炒	切段，用油炒 23~26 分钟加调味品	14.0	9.5	67.9%	0.82	0.73	89%
马铃薯	炖	去皮切块，加调味品和水，用大火 10 分钟，小火 20 分钟	20.8	12.9	62%			
	炒	去皮切丝，用油炒 6~8 分钟加调味品	20.8	11.8	56.7%			
胡萝卜	炖	水洗后切块，加调味品和水炖 30 分钟				4.75	3.20	67.4%
	炒	水洗后切片，用油炒 6~12 分钟加调味品				4.75	4.38	92.2%
大白菜	炒	洗后切块，用油炒 12~18 分钟加调味品	16.5	9.1	55.1%	—	—	—
小白菜	炒	洗后切段，用油炒 11~18 分钟加调味品	42.8	33.2	77.6%	1.56	1.36	87.2%
雪里蕻	炒	洗后切成小节，用油炒 7~8 分钟加调味品	91.3	58.8	64.4%	2.90	1.85	63.8%
菠菜	炒	洗后切段，用油炒 9~10 分钟加调味品	69.5	55.6	80%	3.48	2.59	74.4%
韭菜	炒	洗后切段，用油炒 5 分钟加调味品	12.4	5.5	44.3%	2.42	2.37	98%
西红柿	炒	去皮切块，用油炒 3~4 分钟加调味品	13.8	13.3	96.4%	—	—	—
辣椒	炒	洗后切丝，用油炒 1.5 分钟加调味品	111.0	75.9	68.4%	0.28	0.26	92.9%

（二）蔬菜烹调后放置时间

蔬菜烹熟后应立即食用，放置时间不要太长，这样不但能保持新鲜蔬菜的鲜美味，还能保存较多的维生素，见表 4-6。若炒熟后不立即吃，不但会影响菜肴的色、香、味，还会因高温作用时间长使维生素加速被破坏，特别是维生素 C，从而降低菜品的质量。一般来讲，放置时间越长，其维生素流失率越高。

而且，蔬菜烹制熟后搁置的时间越长，越易受苍蝇、灰尘等的污染，会降低菜肴的卫生标准，甚至使人患病。

表 4-6　蔬菜熟后放置时间对维生素 C 的影响

菜类名称	新鲜样品（毫克/100 克）	烹调后 20 分钟损失率（%）	烹调后 60 分钟损失率（%）	烹调后 120 分钟损失率（%）
苜蓿	164.0	28.7	30.0	34.5
荠菜	101.9	29.0	44.8	47.6
辣椒	237.0	29.8	41.8	46.0
豆芽	28.8	35.8	39.7	47.3
葱头	4.5	51.3	58.6	68.3

三、肉类在烹调过程中的营养保护

肉类是菜肴中的主要原料，也是人体蛋白质的重要来源。在制作中如果方法得当，营养素保存较高；若烹调方法不当，就会使营养素流失严重，甚至造成毒害。因此，探讨肉类烹制过程中的营养保护十分重要。

（一）烹调方法

肉类食物的烹调方法很多，如烹、炸、炒、烧、焖和煮等，在限定烹调温度中蛋白质、脂肪和矿物质的损失甚微，但维生素会受一定破坏，其主要原因是由于高温作用。制作过程中上糊勾芡可减少维生素的流失。肉类食品烹调前后维生素保存率对照表，见表 4-7。

表 4-7　肉类食品烹调前后维生素保存率对照

毫克 /100 克

名称	烹调法处理情况	维生素 B$_1$			维生素 B$_2$			尼克酸			维生素 C*		
		烹调前	烹调后	保存率（%）	烹调前	烹调后	保存率（%）	烹调前	烹调后	保存率（%）	烹调前	烹调后	保存率（%）
猪肉	炒肉丝	切丝，油炒 1.5~2.5 分钟加酱油及其他调味品	0.43	0.29	67.4	0.20	0.20	100.0	3.80	2.50	65.8	—	—
	蒸丸子	肉绞碎加淀粉、酱油及水拌匀做丸，在油中炸 1.5 分钟上笼蒸 1 小时	0.43	0.27	62.8	0.20	0.17	85.0	3.80	2.80	73.7	—	—
	炸里脊	肉切片，加淀粉、酱油及水拌匀，在油中炸 1.5 分钟	0.43	0.37	86.0	0.20	0.19	95.0	3.80	2.50	65.8	—	—
	清炖	肉切块，加 6 倍水和适量盐用大火煮沸，然后用小火煨 1 小时	0.43	0.23	53.5	0.20	0.17	85.0	3.80	1.10	28.9	—	—
	红烧	肉切块，用油煸 3 分钟，加入酱油和水煮沸，用小火煨 30 分钟	0.43	0.29	67.4	0.20	0.19	95.0	3.80	2.60	68.4	—	—
猪肝	炒	切片，加淀粉和酱油拌匀，用油炒 3 分钟加少许水炒熟	0.32	0.31	96.9	3.50	3.30	94.2	14.90	12.10	81.2	13 260.0	7 600.0	57.3
	卤	将大块猪肝放入沸水中，加调味品煮 1 小时出锅	0.32	0.23	71.9	3.50	2.60	74.2	14.90	10.90	73.2	1 326.0	663.0	50.0

注："*"维生素 C 为国际单位。

（二）挂糊上浆

挂糊上浆是制作肉类菜肴常用的工序，在肉食品表面勾上薄层粉芡，一般以蛋清和淀粉为原料，主要目的是保护维生素、水分，并使蛋白质在高温作用下不过于凝固和分解。挂的糊在高温作用下可在肉的表面形成一层外膜，使肉不直接与热油接触，肉中水分、营养物质和味觉物质得以保存，可保持菜肴鲜嫩，易于消化。

淀粉和某些动物原料中含有谷胱甘肽，在热的作用下放出硫氢基，具有保护维生素的作用。

（三）油温

油温是烹制菜肴的关键，油温的高低对肉菜营养素的影响很大。根据科学试验证明，油温在 150~200℃时炸或炒的菜肴营养素保存率较高。例如用上述油温炒肉丝，硫胺素保存 90.6%、核黄素保存 100%；炸里脊，硫胺素保存 86%、核黄素保存 95%。据观察油温达 350~360℃以上时脂肪的聚合反应和分解作用加强，产生对人体有害的低级酮和醛类，使脂肪味感变劣。过高温度还可提高维生素的流失率，据测定维生素 B_1 损失 46.5%、核黄素流失 71.1%。过高温度可使肉中蛋白质焦化，焦化蛋白质中的色氨酸产生 γ - 氨甲基酸衍生物，经证明有强烈的致癌作用。

（四）加硝酸盐类

硝酸盐或亚硝酸盐是肉类食品的着色剂，使肉烹制后呈红色。硝酸盐是一种危害人体健康的无机化合物，当进入人体后可使正常人血红蛋白质中的含二价铁离子（亚铁）氧化成三价高铁离子，使红细胞失去携带氧的能力，从而产生青紫症。在制作肉食时应尽量不用或少用发色剂，如需使用必须在 0.1% 以内。

（五）烹调用具

烹制菜肴的最佳用具是铁锅，它具有下列优点。

（1）铁锅散热慢而传热快，菜肴能得到充分的加热。

（2）铁锅可更好保留菜肴中的营养素，特别是维生素保存率高。据测定用铜锅炒菜比铁锅炒菜，维生素 C 流失高 6 倍。

（3）可给人体补充一部分铁质。铁锅在制作菜肴时可将锅中的高价铁（Fe^{3+}）转变为低价铁（Fe^{2+}）补充给人体，一般用铁锅的铁质可够一日补给量，如长期不使用铁锅而用铝锅、铜锅制作饭菜时，可造成人体缺铁性贫血。

四、稻米、麦粉在烹调过程中的营养保护

（一）稻米在烹调中的营养保护

稻米烹调，从淘洗到烹制成饭或粥，有一个理化改变的过程。在高温作用下，植物性食物细胞坚果胶软化，坚韧细胞壁破裂，有利于消化液渗入；淀粉食物的淀粉层

分离，破裂为糊状，有利于消化液混合。在此期间，淘洗、高温和不适当的加碱等，均可使水溶性维生素、蛋白质和矿物质流失及破坏。

1. 稻米的淘洗

一般来讲，新鲜大米轻搓淘洗、清除泥沙即可，不要用力多次搓洗，否则水溶性蛋白质、维生素流失严重。维生素 B_1 流失情况见表4-8。但对较陈旧的库存大米，可多次搓洗，目的是清除长期库存中表面污染的霉菌素和熏杀剂残留物；对有霉变迹象的稻米更应多次反复搓洗，洗至水清为止，这样做蛋白质和维生素 B_1 虽有一定流失，但可清除大部分黄曲霉毒素。经测定，把含有黄曲霉毒素200ppb的稻米浸入水后反复搓洗，毒素去除率可达80%以上，如再用高压锅蒸米饭，除毒率可提高到90%。

表4-8　淘洗前后稻米维生素 B_1 流失比较

稻米种类	淘洗前（毫克/100克）	淘洗后（毫克/100克）	流失率（%）
稻米	80	55	31.2
特米	87	50	42.5
标米	105	55	47.6

目前世界上多采用生产"不淘洗稻米"，我国也已投入生产。"不淘洗稻米"是在碾米机出口处加装一风力装置，除去附着米粒上的细糠，稻米用包装袋密封包装，烹制时可直接下锅加水烹制。这样的稻米烹制出的米饭能较多地保留水溶性维生素，而且大米包装为无氧状态，还可以有效地抑制害虫和微生物的生长，提高了稻米的储藏品质。

2. 蒸米饭去汁

蒸米饭一般采用焖饭或碗蒸饭的形式，营养素保存率高。如果采取先煮米再去汤、后蒸饭的办法，溶于米汤中的水溶性蛋白质和维生素 B_1 流失较多，并且口感也差，见表4-9。

表4-9　不同方法烹制的米饭中的维生素保存率

毫克/100克

稻米种类	烹制方法	维生素 B_1			维生素 B_2			尼克酸		
		生米	熟饭	保存率	生米	熟饭	保存率	生米	熟饭	保存率
特二	捞蒸	0.18	0.03	16.7%	0.06	0.03	50%	1.4	0.3	21.4%
特一	捞蒸	0.21	0.07	33.3%	0.06	0.03	50%	4.1	1.0	24.3%
标二	碗蒸	0.21	0.13	62%	0.06	0.06	100%	4.1	1.6	39%

3. 煮粥加碱

煮粥加碱能增加稀饭黏稠度，但会大量破坏粥中维生素，降低了粥的营养价值，因此一般煮粥不要加碱。如果加入不易煮烂的食品如豆类，可事先将豆和适量食碱放入水中煮，待豆八成熟后再加入稻米同煮，这样可更多保存稻米中的维生素。

（二）麦粉在烹调中的营养保护

麦粉烹调方法繁多，如蒸馍、制面条、烙饼、炸油条等，无论哪种方法，蛋白质、矿物质都流失较少，但 B 族维生素流失较大，见表 4-10。损失原因主要是麦粉直接与高温接触面积较大，且制作时加入碱量过多。下面将几种常食用面食制作方法的营养素保护介绍如下。

表 4-10　不同麦粉烹调法下 B 族维生素的损失比较

%

烹调法 名　　称	煮面条		烙饼		蒸馍		炸油条
	标准粉	富强粉	标准粉	富强粉	标准粉	富强粉	标准粉
维生素 B$_1$	49	31	21	3	30	72	100
维生素 B$_2$	57	20	14	14	14	48	50
尼克酸	22	27	0	4	10	9	48

1. 制作馒头

馒头是以麦粉为原料，在酵母菌的作用下发酵，此时的面团为发酵面。由于酵母菌的作用会产生大量有机酸，为了中和有机酸必须加入适量食碱（碳酸钠），蒸熟的馒头才鲜软甜香；如果碱量过大，不但对维生素破坏较大，而且色黄口感差，见表 4-11。经试验，每 0.5 千克发酵面加入 3.7~4.3 克食碱中和酸度 pH6.2~6.6，蒸出的馒头维生素保存率平均为 80%，味鲜质好，易于消化。

表 4-11　制作前后馒头中的维生素保存率比较

毫克 /100 克

麦粉 等级	维生素 B$_1$			维生素 B$_2$			尼克酸		
	烹调前	烹调后	保存率	烹调前	烹调后	保存率	烹调前	烹调后	保存率
标准粉	0.27	0.19	70.3%	0.07	0.06	85.7%	2.0	1.8	90%
富强粉	0.07	0.02	28.6%	0.08	0.05	62.5%	1.2	1.1	91.7%

2. 煮面条

煮面条是将压制或手工擀制好的面条放入沸水中煮熟。在煮制过程中由于高温和水的作用,可有一定的维生素流失(见表4-12)。这些物质大都流失在汤内,如将面汤抛弃,营养素流失就更大。因而吃汤面条营养素保存率较高。如果吃捞面条,吃后可喝面汤,以补充丢失在面汤中的水溶性维生素和蛋白质。

表4-12 烹制前后面条中的维生素保存率比较

毫克/100克

麦粉等级	维生素 B$_1$			维生素 B$_2$			尼克酸		
	烹调前	烹调后	保存率	烹调前	烹调后	保存率	烹调前	烹调后	保存率
标准粉	0.61	0.31	50.8%	0.07	0.03	42.9%	2.8	2.2	78.6%
富强粉	0.29	0.2	6.9%	0.07	0.05	71.4%	2.6	1.8	69.2%

制作面条时,用肉和蔬菜制臊子加入面条中,可发挥蛋白质的互补作用,增加麦粉蛋白质的生理价值。

📖 本章小结

烹调技艺是将食物的生活原料加工制作成熟食的复杂过程,也是动、植物在烹调过程中发生理化变化的一个重要过程。若烹调方法得当,原料中的营养素就得以保存,否则就会被破坏或流失,直接影响到人体进食的质量。加之我国烹调技艺有着悠久的历史,大多是通过实践总结而得。在科学技术十分发达的今天,我们应该用科学方法来改进我国的烹调技术,制作出既营养、安全、卫生,又健康、美味的佳肴。

❓ 思考与练习

一、名词解释

1. 蒸发　　2. 生物因素　　3. 煮

二、填空题

1. 食物中的营养素主要是通过_____、_____和_____等物理因素而流失的。

2. 配菜不当可将含_____、_____多的与食物与含_____、_____类高的食物一起烹调或同食,可形成人体不易吸收的_____和_____等。

三、问答题

1. 我国烹调方法有哪些烹调技艺在营养保护方面应该改进?

2. 在配菜中常采用肉类原料配以蔬菜类,也就是人们常说的荤素搭配,有哪些科学性?

3. 我国常用的烹调方法对营养素有哪些影响?

4. 稻米、麦粉烹调时如何保护营养素?

5. 肉类在烹调时怎样进行营养保护?

第5章 膳食的合理营养及食谱编制

☞ 学习重点

● 平衡膳食的基本要求

● 膳食中的营养平衡

● 食物的酸碱平衡，平衡膳食的基本构成，以及各类人群的营养特点

第一节 平衡膳食

平衡膳食，是指热能和各种营养素含量充足，配比适宜，能满足人体的正常生理需要，又能避免膳食构成的比例失调和因某些营养过剩而引起的机体不必要的负担与新陈代谢上近期或远期的紊乱，达到合理营养目的的膳食。

一、平衡膳食的基本要求

（一）膳食要满足人体对营养素的需要

在膳食制备中，要有充足的热量来源，以维持体内外的机能活动；要有充足的生理价值较高的蛋白质，来修补身体组织；要有丰富的无机盐和维生素，来调节生理作用及增强机体的抵抗力；要有适当的纤维素和水分，来帮助人体的排泄，维持体内各种生理程序的正常进行。

（二）营养素之间比例要适当

营养素在人体新陈代谢过程中是按一定比例进行的，当一种营养素缺乏或不足时，就可能使机体代谢紊乱，从而造成营养素之间的失衡。例如食物中碳水化合物或脂肪含量不足时，蛋白质在体内水解成的大多数氨基酸转变为葡萄糖，以供热能，从而不能维持机体的氮平衡。又如体内缺乏维生素 A、B_1、B_2 时，可使维生素 C 含量急剧下降；当维生素 D 摄入量不足时可影响钙在体内的吸收利用；过量的锌会干扰铜的代谢；过量的铜又会大大抑制铁的吸收。

（三）膳食组成应多样化

多样化膳食能保证各种营养素的供给。平衡膳食是由多种食物构成的，因各种营养素在食物中的分布不均衡，营养学效应差别也大，各种食物所含的营养素的数量、种类和性质等都有一定的差异。因此，计划膳食时应根据各种食物的营养价值及特点，调整营养素在膳食中的位置和比例，使进餐者在经济条件有限的情况下，获得合理的营养。营养学专家提出了预防疾病的膳食结构，具体内容是：以摄入全麦面包代替精制谷物；吃充足的蔬菜和水果；鸡蛋摄取每周不超过 6 个，以减少蛋黄中胆固醇的摄入量；少吃红肉（猪、牛、羊肉）；经常吃鱼、坚果类和豆制品；多饮牛奶及其制品；每天食盐最高量不超过 6 克；少吃或不吃高糖、高脂类食物；用不饱和脂肪酸代替饱和脂肪酸和反式脂肪酸；若饮酒务必适量等。

（四）合理烹调，促进食物的消化吸收

食物的色、香、味、形等感官性状，对人的食欲影响很大。采取优良的烹调法，可保证饭菜的色彩调和、香气宜人、滋味鲜美，不仅可以保持大脑皮层的适度兴奋，而且还可促进食欲，有利于食物的消化吸收，并能减少因烹调方法不当而使营养素破坏、损失。

（五）膳食制度合理

合理的膳食制度能保证机体的进食量。营养学家们曾做过每日进食二、三、四、五或六餐制的研究，但以每日三四餐制反映最好，消化道对蛋白质消化效应也以三四餐制为最高。因此，在正常工作情况下，以一日三餐为宜。两餐之间的间隔要保持 4~6 小时，因为一般混合食物胃中的排空时间是 4~5 小时。每日进餐时间应与活动内容和作息时间相适应。在三餐量的分配比例上，早餐应占全日总热量的 25%，午餐占 45%，晚餐占 30%。这种分配比例既照顾了我国人民的饮食习惯，又能使身体更好地来消化食物和吸收利用营养素。其一日三餐营养素分配见表 5-1。

表 5-1　一日三餐营养素分配

性别及体重	劳动强度	热　能（千焦耳）				蛋白质（克）			
		一日量	早餐	午餐	晚餐	一日量	早餐	午餐	晚餐
成年男子（体重在 65 公斤）	轻体力劳动	10 878（2 600）	2 720（650）	4 351（1 040）	3 807（910）	75	18.8	30	26.2
	中等体力劳动	12 552（3 000）	3 138（750）	5 021（1 200）	4 397（1 050）	80	20	32	28
	重体力劳动	15 062（3 600）	3 766（900）	6 025（1 440）	4 853（1 160）	90	22.5	36	31.5

性别及体重	劳动强度	热　能（千焦耳）				蛋白质（克）			
		一日量	早餐	午餐	晚餐	一日量	早餐	午餐	晚餐
成年女子 （体重在 55 公斤）	轻体力劳动	10 042 （2 400）	2 427 （580）	4 017 （960）	3 515 （840）	70	17.5	28	24.5
	中等体力劳动	11 715 （2 800）	2 929 （700）	4 686 （1 120）	4 100 （980）	85	18.8	30	36.2
	重体力劳动	14 226 （3 400）	3 556 （850）	5 690 （1 360）	4 979 （1 190）	85	21.3	34	29.7

注：括号内的数字单位为千卡。

二、膳食中的营养平衡

（一）膳食中的氮平衡

1. 正氮平衡

正氮平衡，是指摄入蛋白质的数量大于排出量，也就是说，从食物中获得的氮比体内排出的氮多 5%，以满足新增组织细胞形成的需要。

2. 负氮平衡

负氮平衡，是指机体摄入氮少于体内排出氮，处于氮的收支不平衡状态，不能满足机体用来构成和修补组织的需要。

3. 氮平衡的生理意义

正常情况下，体内蛋白质中的必需氨基酸是处在一定比例范围内的，即正氮平衡。如若负氮平衡出现，表示组织蛋白分解的同时，不能进行相应的蛋白质合成，以维持组织细胞的更新。若是长期下去，将出现夸希奥科病（恶性营养不良病），表现为消化不良、慢性腹泻、消瘦、体重减轻等发育迟缓情况，也可导致智力发育障碍。

（二）糖、脂肪的供给与控制

碳水化合物和脂肪都是产生能量的物质，它们之间又可互相转化，维持着体内的能量新陈代谢。在组合膳食时若总热量中的脂肪过多、糖类食物不足时，脂肪就大量氧化供给人体所需能量。脂肪在大量氧化的过程中可产生对人体有害的酮体，从而发生酮症酸中毒。只有在总热量中有一定比例的碳水化合物（足以满足体内代谢）时，脂肪在体内新陈代谢所产生的乙酰基才能与草酰乙酸（葡萄糖氧化产物）结合，进入三羧酸循环中被彻底氧化。当糖类食物在总热量过多时，淀粉所分解的葡萄糖将通过肝脏转化为甘油、脂肪酸，合成中性脂肪，储存于皮下和体腔内，使人体肥胖。因此膳食配备要注意碳水化合物与脂肪的比例，按照《中国营养改善行动计划》中规定的膳食组成，我国成人每日总热量为 2 600 千卡（10 878 千焦耳），其糖类食物的供给量应控制在 64%；脂肪类食物的供给量应控制在 25% 为宜。

（三）钙平衡

人体中的钙是由骨骼中的钙及软组织、细胞外液及血液中被称为混溶钙池中的钙维持着动态平衡，即骨中的钙不断地从破骨细胞中进入混溶钙池，而混溶钙池的钙又不断地沉积于骨细胞中。这种钙的更新，正常成人每日需 700 毫克。据测每日摄入钙 800 毫克时，即可出现钙平衡，当钙摄入低于 500 毫克时，则明显不足，可出现钙负平衡。钙的动态平衡与蛋白质的正常摄入量及维生素 D 的正常补给量有着明显的关系。因此，补给充足的钙时也要同时多给一些蛋白质和维生素 D 多的食物，以促进钙的正平衡。

（四）食物的酸碱平衡

1. 酸性食物

酸性食物，是指含有氯、硫、磷等离子总量较高的食品，在体内即产生酸性产物，因此可被认为是酸性食物。它包括各种肉类，如牛肉、羊肉、猪肉、禽蛋类、鱼和海产品、乳酪等动物性食品；果品类，如花生、核桃、李子、杨梅和黑枣等。

2. 碱性食物

碱性食物，是指含有钙、钾、钠、镁等离子总量较高的食品，在体内即产生碱性产物。其主要有蔬菜、大部分水果、豆制品、牛奶、茶类饮料等。

3. 中性食物

中性食物，是指既不含酸性离子，又不含碱性离子的中性食物。它们是各类食用油脂、黄油、奶油、淀粉和糖类食物。

4. 食物酸碱平衡的生理意义

食物中的碱性元素与酸性离子相互结合，即可生成具有中性的盐类，如氯化钠、磷酸钙、硫酸铁等。体内的营养物质，经过氧化代谢而产生酸性或碱性物质，从而使人体的体液 pH 值保持在 7.35~7.45，维持着正常的酸碱平衡。若是体液 pH 值低于 7.30 时即可出现酸中毒；pH 值高于 7.50 时，即可发生碱中毒。

三、平衡膳食的组成

人类日常膳食是由多种食物组成的。一种平衡膳食每天必须包括以下四类食品，才能满足机体的营养需要和体内的酸碱代谢，以达到合理营养的目的。

（一）糖类（谷类）食品

此类可作为膳食中的主食，是供给热能的主要来源。谷类食物主要供给人体糖类，其次是蛋白质、无机盐和 B 族维生素，也是纤维素的重要来源。但谷蛋白含量较低，质量较差，含有不完全性蛋白质，可通过与肉类、豆类食物配食来提高营养价值。在我国，因糖类食品食用量较大，因此它也是蛋白质的重要来源。人们每天的进食量，可根据生理、生活和劳动强度来确定。

（二）蛋白质类食品

主要包括畜禽肉、蛋、水产、乳类以及豆类和豆制品等。它们主要供给人体完全性蛋白质，也是维生素和无机盐，特别是钙的重要来源。在每天进食的蛋白质中，动物性蛋白质和豆类蛋白质应占全部蛋白质摄取量的 40% 以上。

（三）蔬菜、水果类

此类主要供给人体碱性矿物质、维生素和纤维素。在一个平衡膳食中，如果缺少新鲜蔬菜，则钙、铁、胡萝卜素、维生素 B_2、维生素 C 以及纤维素等就不能满足身体的需要，而且也不易维持体液的酸碱平衡。一个成年人每天摄取 400~500 克较为适宜。可多食用一些绿叶菜类，也可食用红、黄色蔬菜。在水果方面，尽可能食用柑橘、苹果、枣类等带有酸味的水果。

（四）油脂类

主要指各类烹调食用油。烹调油在膳食中除可增加食物的风味外，在营养功用方面，可供给人体必需的脂肪酸、脂溶性维生素和热能等。烹调油尽量以植物油为主，它是人体不饱和脂肪酸的来源，对预防心血管动脉硬化病，起着重要作用。但也要适量食用一些动物性脂肪。世界营养学家研究证明，脂肪中单不饱和脂肪酸、多不饱和脂肪酸、饱和脂肪酸间的比例为 1:1:1 时生理价值最高。烹调菜肴采用油温以 150~200℃为好。

第二节　食谱的编制

编制出切实可行、完善、符合合理营养原则的食谱，是饭店餐饮部门的一项重要工作，也是厨房工作人员对烹饪原料进行选配烹调的依据。合理制定食谱，不仅可以直接提高饭店膳食质量和经济效益，而且可使进餐者获得营养价值较高的膳食。

一、食谱编制的原则

（1）必须供给充足的热量和各种营养素。根据进餐者的年龄、性别、职业、劳动强度和饮食习惯，按照营养素供给标准，确定所食食物的品种和数量。

（2）全天食物在各餐中分配要恰当，间隔要合理。

（3）选定的菜肴和饭食要符合卫生要求。

（4）烹调方法要合理，以适应各种人群的消化能力和饮食习惯。同时还要注意食品的色、香、味、形以及饭食、菜肴的多样化。

（5）要考虑当地季节性烹饪原料、厨房设备条件、厨师的技术水平以及进餐者的口味和经济条件（进餐标准）等。

二、食谱编制的方法

（1）按照进餐者的年龄、劳动强度和健康状况，参照每日膳食营养素和热能供给量标准（见表5-2），先确定一日所需的总热量和各种营养素的数量及热源质的分配比例。

表 5-2　每日膳食营养素和热能供给量标准

性别与年龄、体重	劳动强度	热量（千焦耳）	蛋白质（克）	钙（毫克）	铁（毫克）	维生素 A（国际单位）	胡萝卜素（毫克）	硫胺素（毫克）	核黄素（毫克）	尼克酸（毫克）	抗坏血酸（毫克）
成年男性（体重在65千克）	轻体力劳动	10 878（2 600）	75	600	12	2 200	4.0	1.3	1.3	13	75
	中体力劳动	12 552（3 000）	80	600	12	2 200	4.0	1.5	1.5	15	75
	重体力劳动	15 062（3 600）	90	600	12	2 200	4.0	1.8	1.8	18	75
成年女性（体重在55千克）	轻体力劳动	10 042（2 400）	70	600	12	2 200	4.0	1.2	1.2	12	70
	中体力劳动	11 715（2 800）	75	600	12	2 200	4.0	1.4	1.4	14	70
	重体力劳动	14 226（3 400）	85	600	12	2 200	4.0	1.7	1.7	17	70
孕妇（后五个月）	正常消耗	+1 255（+300）	+15	1 500	15	3 300	6.0	+0.2	+0.2	+2	100
乳母（一年内）	正常消耗	+4 184（+1 000）	+25	2 000	15	3 900	7.0	+0.5	+0.5	+5	150

性别与 年龄、体重	劳动 强度	热量 （千焦耳）	蛋白质 （克）	钙 （毫克）	铁 （毫克）	维生素 A （国际 单位）	胡萝卜素 （毫克）	硫胺素 （毫克）	核黄素 （毫克）	尼克酸 （毫克）	抗坏 血酸 （毫克）
少年男性（体 重 54 千克， 16~19 岁）	正常 消耗	12 552 （3 000）	90	1 000	15	2 200	4.0	1.8	1.8	18	90
少年男性（体 重 42 千克， 13~16 岁）	正常 消耗	10 878 （2 600）	80	1 200	15	2 200	4.0	1.8	1.6	16	80
少年女性（体 重 50 千克， 16~19 岁）	正常 消耗	11 297 （2 700）	80	1 000	15	2 200	4.0	1.4	1.6	16	75
少年女性（体 重 40 千克， 13~16 岁）	正常 消耗	10 460 （2 500）	75	1 200	15	2 200	4.0	1.3	1.5	16	75

注：括号内的数字单位为千卡。

例：一个进行中等体力劳动成年男性，每日需总热量为 3 000 千卡。按热源质的分配，碳水化合物占总热量64%，蛋白质占总热量11%，脂肪占总热量的25%。

（2）计算出热源质营养素一日供给量：每日碳水化合物按 64%、蛋白质 11%、脂肪 25% 的比例分配，其计算公式是：

设 X= 食物中的总热量千卡数

则

$$碳水化合物的克数 = \frac{64\%X}{4（千卡/克）}$$

$$蛋白质克数 = \frac{11\%X}{4（千卡/克）}$$

$$脂肪的克数 = \frac{25\%X}{9（千卡/克）}$$

注：碳水化合物、蛋白质、脂肪占总热量的百分比是按照《中国营养改善行动计划》的具体目标换算的。

（3）主食每日供给量的确定：主食主要指谷类食物，以米和麦粉为主，为人体热能的主要来源。其每日供给量，如中等体力劳动男性为 480 克，女性为 448 克；轻体力劳动男性为 416 克，女性为 384 克；重体力劳动男性为 576 克，女性为 544 克。

（4）副食每日供给量的确定。

①蛋白质的获得。蛋白质除可从谷类食物中获得一部分外，主要从副食中的肉类、

鱼类、蛋类、奶类和豆类中获得。其获得量轻体力劳动男性一日不少于 30 克，女性 28 克；中体力劳动男性不少于 32 克，女性 30 克；重体力劳动男性不少于 36 克，女性 32 克。

②脂肪的获得。脂肪主要从油脂中摄取，其每日供给量，轻体力劳动男性 63.6 克，女性 58.7 克；中等体力劳动男性为 73.3 克，女性为 68.4 克；重体力劳动男性为 88 克，女性为 83 克。

③维生素的获得。人体每日可获得维生素的食品较广，维生素 A 主要从动物性食品中摄取，如动物肝脏、蛋黄、牛奶等；也可从蔬菜中获得胡萝卜素，如胡萝卜等。维生素 B_1 主要是通过粮食、瘦肉中获得。维生素 B_2、C 主要通过蔬菜，特别是绿叶菜获得。一般情况每天摄取 500~750 克的蔬菜，其中绿叶菜最好占蔬菜总量的一半，以 3~4 个品种最为适宜。每日供给量见表 5-2。

④钙、铁的供应。人体每日钙、铁的获得主要通过动物性食物和蔬菜获得。

三、食谱种类及内容

（一）食谱种类

目前常用的有"日食谱""周食谱"。以日食谱为基础食谱，只要基础食谱确定后，就不必每日进行计算，可在每日食谱基础上，只作饭食和菜肴品种的调换，但每日摄取的总热量和各营养素量不能改变。原则上在谷与谷、豆制品与豆制品、动物类与动物类之间进行调换。要求品种多样，避免单调和重复，以保证营养素的全面摄取。

（二）食谱内容

食谱包括主、副食名称、数量、品种、营养素标准、品质和感官性状等，可以表格形式编制，同时还要编制食谱营养成分计算表，其内容包括类别、食物名称、重量、营养素名称、含量标准等，其格式见表 5-3。

表 5-3　食谱营养成分计算表

年　　月　　日

类别	食物名称	重量（克）	蛋白质（克）	脂肪（克）	碳水化合物（克）	热量（千卡）	钙（毫克）	磷（毫克）

类别	铁（毫克）	维生素 A（国际单位）	胡萝卜素	硫胺素	核黄素（毫克）	尼克酸	维生素 C	其他

四、旅游团队包餐食谱例

中餐，10人/桌，一日三餐，餐食标准每人每日50元。

（一）包餐营养素一日三餐分配

1. 一日人均总热量

按中等体力劳动，每人每日热量 3 000 千卡（12 552 千焦耳）左右。

2. 三餐营养素的分配

（1）早餐：热量 900 千卡（3 766 千焦耳）。碳水化合物 144 克；蛋白质 25 克，其中动物蛋白质不少于 10 克；脂肪 25 克。

（2）午餐：热量 1 200 千卡（5 021 千焦耳）。碳水化合物 192 克；蛋白质 33 克，其中动物蛋白质不少于 13 克；脂肪 33 克。

（3）晚餐：热量 1 050 千卡（4 393 千焦耳）；碳水化合物 168 克；蛋白质 29 克，其中动物蛋白质不少于 12 克；脂肪 29 克。

一日三餐碳水化合物 504 克；蛋白质 87 克，其中动物蛋白质不少于 35 克；脂肪 87 克。维生素和矿物质按需要量计算，一般食用新鲜蔬菜在 500~750 克。

（二）食谱编制

1. 早餐

主食：油条 10 个、馒头（每个 50 克）10 个、大米（小米）稀饭 1 000 克、豆浆 1 000 克。

菜肴：酱鸡蛋 10 个、蒜泥黄瓜 1 盘（400 克）、凉拌豇豆 1 盘（400 克）、八宝菜 1 盘（300 克）、腐乳 1 盘（200 克）。

2. 午餐

主食：大米饭（标准米）1 500 克、花卷（标准粉以上）10 个（每个 50 克）。

菜肴：红烧鱼（鲤鱼或草鱼）1 盘（1 000 克）、蒜薹炒肉片 1 盘（猪瘦肉 200 克，蒜薹 300 克）、熘鸡片 1 盘（鸡脯肉 200 克、玉兰片 100 克、西芹 200 克）、海米烧青笋 1 盘（水发海米 100 克、青笋 350 克）、炒猪肝 1 盘（猪肝 350 克、茭白 100 克）、香菇扒青菜 1 盘（香菇 100 克、青菜 300 克）、西红柿鸡蛋汤 1 汤碗（西红柿 100 克、鸡蛋 300 克、高汤 1 000 克）。

3. 晚餐

主食：小烧饼 10 个（每个 50 克）、酸汤面条 10 碗（每碗 100 克）。

菜肴：韭黄肉丝 1 盘（猪里脊肉 300 克、韭黄 200 克）、草菇鱼片 1 盘（草鱼肉 250 克、草菇 150 克）、家常豆腐 1 盘（豆腐 350 克、猪肥瘦肉 100 克、水焯菠菜 50 克）、蒜泥莜麦菜 1 盘（莜麦菜 400 克）。

第三节　不同年龄、不同季节人们的膳食营养

不同年龄主要指青少年和老年期，不同季节主要指炎热的夏季和寒冷的冬季。不论是年龄或是气候的变化，都直接或间接地影响着人体的新陈代谢和机能活动，在膳食营养搭配方面要适应这一特点，才能使机体的内外环境统一，保持健康的体魄。

一、青少年时期的膳食特点及营养素构成

青少年时期是人生特殊生理期，其生理状况则经常是改变的，个体差异也较大，有着不同的生长类型。此时是人体生长最快的时期，如青春期身高的增长约为成人的15%，而体重则几乎增长 50%，这样身体组织成倍的增长，营养素的供给起着关键性的作用。

近年来由于我国经济的快速增长，家庭收入的增加，假期夏令营的兴起，加之高考、中考后学生减压、调整心态，青少年旅游热正呈现快速增加趋势，这就要求饭店餐饮业在青少年膳食营养调配上加以重视，制作出适合青少年健康发育的饮食。

（一）青少年的膳食特点

（1）青少年时期是人一生新陈代谢的旺盛期，此时膳食摄取量大。

（2）由于儿童青少年时期身体快速生长发育（见表 5-4），营养物质需求量大而全面，不能偏食。

（3）膳食营养素供给要以高蛋白质，高能量，高维生素，高钙、铁、锌食物为主，同时适当补给一些动物类脂肪。

（4）青少年时期是学习知识的时期，学习压力大，也是大脑发育期，膳食组成方面还要考虑供给大脑营养物质，如卵磷脂、赖氨酸、不饱和脂肪酸、锌和碘等。

表 5-4　7~18 岁儿童青少年身高发育中位数

厘米

性别 年龄	男	女	性别 年龄	男	女
7	125.48	124.13	13	160.19	156.07
8	130.72	129.34	14	165.63	157.78
9	135.81	134.91	15	169.02	158.47
10	140.76	141.18	16	170.58	158.93
11	146.01	147.36	17	171.39	159.18
12	152.18	152.41	18	171.42	160.01

表格来源：《7~18 岁儿童青少年身高发育等级评价》（WS/T 612—2018）

（二）青少年时期膳食构成原则

1. 食物多样，谷类为主

青少年的平衡膳食必须由多种食物组成，才能满足机体对各种营养素的需要。谷类是供给人体能量的主要物质，有充分的谷类食物，就能"节约"大量蛋白质用于身体组织的生长发育。

2. 补充高蛋白质食物，维持正氮平衡

青少年快速生长发育必须依赖于高蛋白质食物，使体内保持正氮平衡。主要由肉、鱼、蛋、乳和豆制品中的优质蛋白质来供给。

3. 多吃蔬菜、水果和薯类食物

蔬菜、水果和薯类食物是人体获得维生素、矿物质和膳食纤维的重要来源，应纠正不喜食蔬菜的习惯。

4. 养成良好的饮食卫生习惯

要注重青少年的饮食习惯的养成，不偏食、不挑食，少吃或不吃"垃圾食品"，全面获得营养，防止营养"双峰"的发生。

5. 荤素搭配，注意素食的摄取

青少年膳食配备时要做到肉类与豆类食物，饭类与菜类，蔬菜中的根、茎、叶，以及动物脂和植物油的搭配。

（三）青少年时期膳食营养供给的具体标准

1. 热脂供给

青少年时期是一种跃进式生长，对热能的需要量是人一生需要量最高时期。按照世界卫生组织拟定的青少年膳食营养供给量，其热能供给标准是：10~12岁每人每日男性9 205千焦耳（2 200千卡），女性8 786千焦耳（2 100千卡）；13~15岁男性10 042千焦耳（2 400千卡），女性9 623千焦耳（2 300千卡）；16~18岁男性11 711千焦耳（2 799千卡），女性10 042千焦耳（2 400千卡）。

2. 蛋白质的供给

青春期是发育旺盛期，在此期间身体组织增长最快、性器官逐渐发育成熟。具体供给的标准是：每人每日10~12岁男性70~75克，女性65~75克；13~15岁男性80~90克，女性80克；16~18岁男性90克，女性80克。动物蛋白质和大豆类蛋白质占总蛋白质总量的60%。

3. 维生素的供给

维生素对于青少年的生长和身心发育是必要的，它可以提高青少年的反应能力和促进获得性免疫力的提升。维生素供给量要高于成人，因学习用视力，不分年龄、性别，每人每日维生素 A 需要 8 000~10 000 国际单位；青少年由于骨发育，维生素 D 需 500 国际单位；由于供给高能量食物，维生素 B$_1$ 需 1.2~1.8 毫克，维生素 B$_2$ 需 2.0 毫克；维生素 C 能促进发育和增强青少年对疾病的抵抗力，防止骨质脆弱和牙齿松动，每人每日需 75~100 毫克。

4. 矿物质供给

矿物质是青少年生长发育不可缺少的重要物质。钙是构成骨骼和牙齿的材料，且维持神经肌肉正常活动的必需，每人每日 1.0~1.5 克；铁是血红蛋白的主要原料，由于女孩青春期经血来潮，铁的需要增多，一般来讲每人每日男性 15~20 毫克，女性 14~28 毫克；碘是甲状腺和大脑发育的重要物质，每人每日需 0.2 毫克；锌是人体多种酶所必需的物质，对体格的发育、智力的提高具有重要作用，每人每日需 10~15 毫克。

（四）青少年食物的供给量

1. 糖类食物，以谷为主，可辅以薯类

谷类食物以稻米和麦粉为主，可适当增加玉米、小米等粗粮。其供给量每人每日 10~20 岁男性 550 克，女性 520 克；13~15 岁男性 600 克，女性 570 克；16~18 岁男性 700 克，女性 600 克。

2. 动物类食物以肉、蛋、乳为主，适当增加鱼类食物

根据青少年发育情况供给标准，小学生时期每人每天畜禽肉食物 50 克，鸡蛋 1 个，乳类不少于 250 克；中学生时期每人每日畜禽肉类 100 克，鸡蛋 1 个，乳类 250 克。

3. 蔬菜类供给

蔬菜要以根、茎和叶菜并重。小学生每人每日 250 克，中学生每人每日 500 克。

4. 豆类食品供给

主要是大豆及其制品。小学生每人每日 50 克，中学生每人每日 100 克。

二、老年人的膳食特点及营养构成

老年人随着年龄的增长，机体逐渐出现衰老退化的现象，如腺体分泌机能减退、新陈代谢过程减慢、咀嚼和消化机能下降、免疫功能低下等。当然，机体衰老的出现早迟及表现程度，受各种因素的影响。但营养与老人的生理健康有着密切的关系，应给予足够的重视。因老年人的生理机能与成年人不同，对饮食与营养也有特殊的要求，因而可通过对膳食的营养调配来维护老年人的健康，保持良好的体力和充沛的精力。

（一）老年人的膳食特点

（1）老年人的主食要提倡米、面和杂粮混食，粗细粮合理搭配。除供给热能外，还可补充一些蛋白质和 B 族维生素。如可吃一些燕麦粥、玉米粉、通心粉和大麦片等。

（2）多进食一些新鲜蔬菜和水果，以补给维生素、无机盐和纤维素。其中纤维素可预防老年人的便秘、肠肿瘤，还可降低食物中的胆固醇，预防动脉粥样硬化症的发生。

（3）在动物性食品的选择上，宜选用一些鱼类、海产品及低胆固醇食物。也可常食用一些海带、紫菜等海生植物性食品，对于防治动脉粥样硬化和减少脑意外事故的发生起重要作用。

（4）老年人因消化机能的减退，进食要定时定量，少量多餐，忌暴饮暴食。

（5）食物的烹调要适合老年人的生理特点。食物要切碎煮烂，使之易于咀嚼和消化。在烹调方法上，多采用炖、蒸、煮、氽和烩等。可制作一些菜泥、菜汤、果汁、土豆泥、鱼肉、肉松、蒸蛋等食物。

（6）口味宜清淡，少食用动物油脂，食盐量也要控制。多盐对老年人有害无益，易导致心血管疾病；肥肉、重油点心、油炸食品尽量不要多食用。

（7）膳食要冷热适当，少进食一些带有刺激味（如辛辣味）的食物；烟、酒要少吸少饮，以减少对身体的危害。

（二）老年人膳食营养结构及比例

人的衰老过程即机体生理机能改变的过程，这些过程直接影响营养需要和食物的选择。美国农业部老年营养研究中心提出了老年人食物"金字塔"结构，具体内容是：塔底至塔尖依次是，每人每日白开水 8 杯（每杯 125 毫升）；五谷类 300 克；蔬菜类 400~500 克；干豆及豆制品 300~500 克；牛奶 250 克；水果 200 克；脂类 25 克。世界卫生组织（WHO）营养专家小组对老年人营养范围进行了如下规定。

（1）总脂肪：应占膳食总热量的 15%~30%，其中包括饱和脂肪酸 0%~10%，不饱和脂肪酸 3%~7%。

（2）蛋白质：应占膳食总热量的 10%~15%，其余能量 85%~90% 来自脂肪、碳水化合物等，而复杂碳水化合物占 50%~70%。

（3）游离糖：主要指甜菜、甘蔗中提纯的糖，下限为 0，上限为 10%。

（4）食用纤维：每日摄取 16~24 克。

（5）食物胆固醇：上限每日 300 克，下限为 0。

（6）食盐：上限每日为 6 克，无下限量。

（三）老年人膳食营养素供给标准

1. 热能供给

老年人基础代谢比青壮年降低 10%~15%，且体力活动减少，所以热能供应要适当降低。目前，国际上采用随年龄增长来确定热能供给量，基础是 20~29 岁，男性体重在 65 千克，女性体重在 55 千克计算能量。老年人的能量供给，以上述热能为基础，50~59 岁减 10%，60~69 岁减 20%，70 岁以上减 30%。这些规定，是根据人体生理状况的变化而决定的。最根本的是防止肥胖，限制高胆固醇类食物，防止高脂血症和糖尿病的发生。

2. 蛋白质的供给

人们认为老年人的热能需要量比青壮年时期少，而蛋白质供给量不变，所以按占食物总热量的百分比计算，老年人食物蛋白质的供给量应大于成年人。根据我国人民的饮食习惯，植物性食品是蛋白质的主要来源，我国老年人蛋白质供给量标准是每天每公斤体重 1~1.5 克（占食物总热量的 12%~18%）。其动物性食物应占总蛋白质量的 40% 以上。多供给大豆、乳类、瘦肉、鱼类等为宜。

3. 糖的供给

糖类是热能的主要来源，但不宜过多，糖的供给量不超过总热量的 55% 最为适宜。选择糖类食物应以淀粉为主。因双糖经常摄入过多可引起脂肪代谢的改变，有人提出动脉粥样硬化、冠心病和糖尿病等老年性疾病与食糖量有密切关系，一般认为食糖摄取量一日不多于 50 克。可多食一些果糖含量高的水果和蜂蜜。此外，还应注意纤维素类食物的供给，这对老年人的健康十分重要。一般摄取纤维素量应为 6~8 克。可多食薯类、粗粮、豆类、蔬菜及瓜果等。

4. 脂肪的供给

减少膳食中动物脂肪的摄取量，是预防高脂血症的一个重要环节。一般认为脂肪的供给量占总热量的 17%~25% 即可满足生理需要。膳食中尽量选择胆固醇少且不饱和脂肪酸多的脂肪，如豆油、葵花籽油和玉米油等含亚油酸高的油脂。

5. 无机盐供给量

（1）钙的供给量。老年人对钙的利用及贮存能力差，容易发生钙代谢负平衡，骨质疏松是老年人的多发病。长期持续的负钙平衡是老年人骨矿物质减少和发生骨质疏松的一个重要原因。因此，保证老年人食物钙的供给量不低于成年人的标准是必要的。一般认为老人每天从食物中获得 600 毫克钙，钙、磷比例维持在 1∶1.5 的情况下，一般可满足老年人机体的新陈代谢需要。可选用含钙高、易吸收的食物，如大豆制品、牛奶、小白菜、苋菜等，另外，牛奶及其制品也是钙的良好来源。

（2）铁的供给量。由于老年人的循环系统机能差，许多重要器官的血流量减少，血流速度比较缓慢，所以需要较多的血红蛋白来补偿机能老化的影响，因此，适当提高铁的供给标准，是非常必要的。一般老年人从食物中摄取 12 毫克，在食用混合膳食的条件下，是可以满足老年人机体需要的。

6. 维生素的供给量

老年人机体的维生素饱和度一般较差，许多老年性多发病的发生和发展与维生素摄入量不足有很大关系。一般认为老年人每天获得维生素 D400 国际单位，维生素 E15 毫克，其他维生素同正常成人量，即可满足生理代谢需要。可从动物性食物、谷类食品和蔬菜中，特别是绿叶蔬菜中摄取。老年人对维生素 B_{12} 的吸收较困难，可通过营养补充剂来补充。

（四）老年人食物供给量

1. 谷类食物供给

谷类食物以稻米、麦粉为主，适当辅以玉米、小米等粗粮。一般每人每天男性 60 岁 470 克，70 岁 450 克，80 岁 400 克；女性 60 岁 420 克，70 岁 400 克，80 岁 350 克。

2. 动物性食物供给

动物性食物主要以禽肉、鱼肉为主，少食肥肉和动物内脏。不分性别，一般 60~70 岁每人每天肉类 80 克，鸡蛋 50 克，乳类 250 克；80 岁以上肉类 60 克，鸡蛋 25 克，乳类 250 克。

3. 蔬菜水果类供给

蔬菜包括根、茎和叶类菜，不分年龄、性别每人每日 450 克。也可食用些糖较少的水果。

4. 大豆食品的供给

主要指大豆及其制品，如豆腐等，不分年龄和性别，每人每日 80 克，可和肉一起烹制，和肉食一起进食，以发挥动植物蛋白质的互补作用，提高豆类蛋白质的营养价值。

三、炎热环境中旅游者的膳食营养供给

在炎热的气候下，旅游者在旅游景点，如山川、沙漠、田园等旅游，由于气温高，人体可能出现体温调节、水盐代谢、消化和循环等功能方面的改变，从而导致机体内许多物质代谢的改变，如钾钠大量丧失、血清钾浓度下降、水溶性维生素丢失、蛋白质分解加速、消化酶减少、消化功能下降等，因此，在炎热环境下应对旅游者的膳食营养加以调整，以提升其机体在高温环境中的适应能力。

（一）水和无机盐的供给

在炎热环境中，机体为了散发热量而大量出汗，每小时可达 4.2 升之多，在 37~38℃下每天需水分 10~12 升才能满足人体需要。如果不能及时补充以保持体内水分平衡，则机体失水超过体重 2% 时，人有可能因脱水而中暑。补充水分最好多次补给，每次少量，以使排汗减慢，减少水分蒸发量。由于汗液含有大量氯化钠，据测在炎热环境中，旅游人员每日可通过汗液损失氯化钠 20~25 克，一般认为，正常成人每人每

日补给 25 克食盐为宜，最多不要超过 30 克。

（二）蛋白质的供给

在炎热环境下，旅游人员由于出汗，汗液中含有大量的氮，每小时汗液含氮量可达 206~229 毫克，这种情况下机体可出现负氮平衡。一般认为，在炎热环境下正常成人每日人均供给量应占总热量的 14%，即 105 克。动物性蛋白质应占总蛋白质供给量的 50%，可多供给一些鱼、肉、蛋、乳和豆类食品等。

（三）维生素的供给

汗液和尿液排出水溶性维生素较多，一般认为，在炎热环境下，每人每日损失维生素 C50 毫克，维生素 B_1 和维生素 $B_2$0.7 毫克。营养学家们认为在炎热环境下，每人每日膳食中应供给维生素 $B_1$5 毫克、维生素 $B_2$3~5 毫克、维生素 C150~200 毫克才能满足机体需要。

（四）热能的供给

炎热环境可加速人体的基础代谢，热能需要量可增加 10%~14%。由于炎热环境，人们食欲较差，增加过多热能有时存在困难，一般认为增加 10% 较为适宜。

四、在寒冷环境中旅游者的营养和膳食结构

近年来，随着旅游业的发展，我国北方地区开展了许多旅游项目，吸引了许多国内外游客。营养学家观察到温、热带地区的人们到寒冷地区，会发生一系列明显的生理变化，主要是由于暴露在严寒中而引起的应激功能变化。加之寒冷地区食品的生产供应具有一定特点，膳食和营养的较大改变也可对温、热带人机体的生理状态产生影响。为了适应寒冷环境的这些变化，应该对其营养和膳食供给加以调整。

（一）热能的供给

寒冷气温刺激人体，从而加速了机体内的产热量和散热量，加之为了保暖而穿着笨重，又增加了体力负荷，热能的供给量要比温、热带地区多。美国营养学家认为，体重在 70 千克的轻体力劳动者，在寒冷地区的膳食热量为 2 450~3 200 千卡（10 251~13 389 千焦耳）。我国营养学家是以年平均气温 10℃ 为标准，气温每降低 10℃，则热能供给量增加 3% 来计算的。以气温在 -10℃、体重 60 千克的轻体力劳动者为例，膳食热量为 2 700 千卡（11 297 千焦耳）为宜。热能来源除从谷类食物中摄取外，还要多供给一些动物性食物和油脂类较多的食物。

（二）热源质营养素的供给

在寒冷环境人体所需热源质营养素的比例和温、热带地区有所不同，因而也发生着显著变化。美国提出脂肪占总热量 36.6%、碳水化合物 48.8%、蛋白质 16.4%。俄罗斯营养学家认为脂肪占总热量 35%、碳水化合物 50%、蛋白质 15%。我国规定脂肪应占总热量 35%~40%、碳水化合物 45%~52%、蛋白质 13%~15%。蛋白质供给方面，动物性蛋白质要占蛋白质总量 50%~65%。

（三）维生素的供给

寒冷地区人体对维生素 A、C、B_1、B_2、尼克酸和维生素 D 的需要量显著提高。一般认为比温带地区要增加 30%~50%。维生素 A 人均日供给量 5 000 国际单位；维生素 B_1 人均日供给量 2~3 毫克；维生素 B_2 人均日供给量 2.5~3.5 毫克；尼克酸人均日供给量 15~25 毫克；维生素 C 人均日供给量 70~120 毫克。

（四）无机盐的供给

食盐对寒冷环境的人们来讲特别重要，实验证明，高盐食物可使机体产热功能加强，有利于人体对寒冷环境的适应。一般认为食盐人均日摄入量 15~20 克为宜。钙的摄入量无明确规定，但要高于温带地区，人均日摄入量为 1.5 克左右。

第四节　世界不同国家的膳食结构

世界不同国家营养结构，总体上可分为三大结构模式，即"欧美模式"，也称"三高"型膳食结构；"日本模式"，也称营养均衡型膳食结构；"发展中国家模式"，也称植物型膳食结构。无论哪种模式，都受每个国家的社会状况、经济发展状况、人口和可食资源状况、农业发展和食品业生产水平、国民的消费能力和民族饮食习惯等诸多因素的制约。这些模式也直接或间接地影响到各国国民的生存环境、身体素质和民族繁衍等诸多问题。

一、欧美模式

欧美国家是世界上经济发达国家，年人均占有粮食在 800~1 500 千克，国民实行高能量、高脂肪和高蛋白的"三高"型膳食结构。加之饮食习惯好食动物性食物，特别是奶油制品，在食物消费方面，以畜肉（特别是牛羊肉）、禽、蛋、鱼、乳（特别牛乳）及动物制品为主，而谷、豆和蔬菜等植物摄取比重较低。据营养学家调查显示，欧美国家人均每日摄取热能 3 300~3 500 千克（13 807~14 644 千焦耳），蛋白质 100 克，脂肪 130~150 克；相当于每人每日主食 100~200 克，肉 270~500 克，乳类 270~420 克，蛋类 100 克。普遍认为这种高能量、高蛋白质、高脂肪、低纤维素的"三高一低"膳食结构，与这些国家的肥胖、高血压、高血脂、冠心病、糖尿病以及某种肿瘤的发病率有着密切的关系。美国营养学家针对"三高"的膳食结构进行了研究，提出了膳食营养改善行动计划，一是增加谷类、豆类和蔬菜等植物性食物的摄取量，使碳水化合物的供给量达到总热量的 55%~60%，以淀粉类食物为主；二是减少脂肪，特别是动物脂肪的摄入量，由占总热量的 42% 下降到 30%，其中植物油应占脂量的 70%；三是降低动物蛋白质摄取量，增加植物蛋白质摄取量，如大豆及豆制品，其比例各占 50%；四是胆固醇的摄取量每人每日不超过 300 毫克；五是增加富含纤维素的食物，如全麦面包、土豆和叶、茎类菜等。美国农业、卫生和人类服务部的专家咨询委员会近期推出了经过修订的膳食指南，对有些内容进行了修订，其中有重大改变的内容是：将"吃多种食物"改为按"金字塔"选择食物；原"选择含盐与钠适度的膳食"，改为"选择与制备少盐食物"等。其主要内容如下。

（1）食物多样，谷类为主，按"金字塔"指南选择食物。

（2）多食蔬菜、水果和薯类，增加人体维生素、矿物质及纤维素的摄入量。

（3）经常食用适量鱼、禽、蛋及瘦肉，少吃肥肉、奶油等动物脂类，选择低饱和脂肪酸和低胆固醇膳食。

（4）食量与体力活动平衡。

（5）保持健康体重，防止体重过高或过低，纠正为了减肥而盲目节食导致营养不良的发生。

（6）保证食品质量，增强食品安全。

（7）选择与制备少盐食物，以预防高血压的发生。

（8）饮酒要限量。

（9）吃清洁卫生、不变质的食物。

通过上述措施，欧美国家人口身体素质有了明显的改善。世界卫生组织调查全球 192 个国家和地区后公布的《2021 年世界卫生报告》显示，美国人均寿命为 78.5 岁；法国人均寿命为 82.5 岁，英国人均寿命为 81.4 岁，德国人均寿命为 81.7 岁。

二、日本模式

日本战后 30 年，经济振兴，迅速发展为世界经济发达国家，从"无畜国家"到将畜牧业发展到占农业总产值的 23%。虽然耕地面积小，粮食依靠大量进口，但是日本政府非常重视国民身体素质的提高，在食品制备方面，政府不但颁布《食品卫生法》，而且同时还颁布《食品营养法》，不但要定期向国民公布膳食营养指南，而且还同时规定食品加工、饭店、餐饮业等食品行业都必须有营养师指导膳食的制备。在膳食营养结构方面，继承了东方国家重视摄入谷物的传统，同时，又吸取了欧美国家好食动物性食物的特点，动物性食物由 20% 增加到 49.6%，谷物的比重由 72% 下降到 50.4%，形成了动植物食物平分秋色的状况。另外注重豆类，特别是豆制品、蔬菜和水果的消费，改变了传统的饮食结构。并且对膳食营养结构作了深层次的指导，例如脂肪摄取标准规定了动物、植物和鱼的脂肪比例为 4：5：1，n-6 系脂肪酸与 n-3 系脂肪酸比例为 4：1 的平衡性优质脂肪。日本膳食营养结构成了均衡型膳食结构的典型。

日本模式的膳食营养结构是：人均每天摄取热量 2 200~2 300 千克（9 205~9 623 千焦耳）；蛋白质 80 克，其中动植物蛋白质各占 50%；脂肪 80 克；食物纤维提出了目标摄取量，成人每人每日 20~25 克，儿童、老人 10 克；维生素和钙、铁等营养素也提出了指导摄入量。

膳食营养均衡促进了日本国民身体素质的提高，人均身高增长 5~10 厘米，体重增加 4 千克，根据世界卫生组织调查全球 192 个国家和地区后公布的《2021 年世界卫生报告》，日本与摩纳哥、圣马力诺三国，平均寿命 84.3 岁；而日本女性寿命高达 86.9 岁。日本人均寿命比美国高出 5.8 岁，比法国高出 1.8 岁，比英国、德国人均寿命高出 2.9 和 2.6 岁。

三、发展中国家模式

发展中国家由于经济欠发达，食物结构长期以谷物和薯类食物为主，动物性食物摄取量不足，从而呈现出高碳水化合物、低脂肪、低蛋白质的膳食结构，因此人们又称这种模式为"植物型膳食结构"。根据国际有关资料统计证明，发展中国家膳食营养结构是：每人每日平均总热量 2 000~2 300 千克（8 368~9 623 千焦耳），蛋白质 50 克，脂肪 30~40 克。三大营养素供给量占总热量的碳水化合物 67.5%，蛋白质 10%；脂肪 13.5%。因此，发展中国家膳食处在半温饱和准温饱状态。据世界卫生组织《2021 年世界卫生组织报告》，发展中国家阿富汗人均寿命 63.2 岁，而非洲南部的津巴布韦人均寿命 60.7 岁，伊拉克人均寿命 72.4 岁。

我国改革开放以来，国民经济迅速发展，农业生产水平不断提高，食物综合生产能力显著增强，年人均粮食达到 206 千克左右，肉 26.3 千克，蛋 11.8 千克，水产 11.7 千克，乳类 5.5 千克，油 8.2 千克，以及蔬菜水果都有了快速增长，国民的生活水平有了较大的改善，膳食的营养结构也发生了显著的变化，恩格尔系数从 60.3% 下降到 46%。

根据《中国食物与营养发展纲要（2014—2020 年）》，近年来，我国农产品综合生产能力稳步提高，食物供需基本平衡，食品安全状况总体稳定向好，居民营养健康状况明显改善，食物与营养发展成效显著。营养素摄入量目标如下。保障充足的能量和蛋白质摄入量，控制脂肪摄入量，保持适量的维生素和矿物质摄入量。2020 年，全国人均每日摄入能量 2 200~2 300 千卡，其中，谷类食物供能比不低于 50%；脂肪供能比不高于 30%；人均每日蛋白质摄入量 78 克，其中，优质蛋白质比例占 45% 以上；维生素和矿物质等微量营养素摄入量基本达到居民健康需求。据世界卫生组织调查全球 192 个国家和地区后公布的《2021 年世界卫生组织报告》，我国人均寿命 77.4 岁，其中男性 74.7 岁，女性 80.5 岁，低于日本、法国、美国、英国和德国。

总之，不难看出我国膳食营养发展与发达国家相比，特别是与日本相比，还有一定差距，需要加强食物与营养法制建设，完善食物与营养标准体系，全面普及营养知识，提高全民营养意识，把居民营养改善工作纳入法制化轨道，为国民提供优质、安全、卫生、营养的食品，使我国居民身体素质不断提高，人均寿命越来越长。

📖 本章小结

人体营养素的供给是由机体机能代谢决定的。人体总热量是由劳动强度决定的，旅游者一般按中等体力劳动计算，即每人每日 3 000 千卡，碳水化合物占总热量 64%，蛋白质占总热量 11%，已维持正氮平衡，脂肪占总热量 25%，正常成人每人每日 50 克即可满足需要，维生素和碱性矿物质每日通过蔬菜获得，每人每日 500~750 克即可。同时还要根据人的性别、年龄、气候条件予以调整。

❓ 思考与练习

一、名词解释

1. 平衡膳食　　2. 正氮平衡　　3. 碱性食物

二、问答题

1. 平衡膳食的基本要求是什么？

2. 青少年和老人膳食组成各有哪些特点？

3. 食谱编制的原则与方法有哪些？

第**6**章 / 食品卫生

☞ 学习重点

● 食品污染的原因、对人体健康的影响
● 食品污染的预防措施和食品添加剂的合理使用
● 肠道传染病的传播途径及预防措施

第一节 食品污染

食品污染是指危害人体健康的有害物质进入正常食物的过程。食物在从生长到成熟以及从加工、贮藏、运输、销售、烹调直到食用前的各个环节中，由于各种条件和因素的作用，使某些有害物质进入动植物体内或直接进入食物，造成食品污染，致使食品营养价值、卫生质量下降，对人体健康带来不同程度的危害。

一、微生物常识

微生物是自然界中各种微小生物的总称，是生物界的一部分。它躯体微小，结构简单，人的肉眼看不见，要借用显微镜才能观察清楚。

根据微生物的形体、大小、特性的不同，一般将微生物分为细菌、螺旋体、立克次氏体、病毒、真菌和原虫六大类。它们的大小各不相同，如一般细菌为0.8~1.2微米，病毒则为10~450纳米。

大多数微生物对人及动植物是有益的，但也有一部分微生物对人和动植物是有害的，如使食物霉变、腐烂变质以及引起传染病的传播和流行等。饭店业对微生物进行研究的目的是为了防止食物变质，衣物及其他用具霉烂，杜绝食物中毒及传染病的传播和流行。

（一）与食品有关的微生物的形态

1.病毒

是微生物中体积最小的一类，要在电子显微镜下才能观察到，其形态有球形、砖形和细杆形。与食品污染有关的病毒有甲型肝炎病毒、乙型肝炎病毒、SARS 病毒等。

2. 细菌

按其形态大体可分为球菌、杆菌和弯曲菌等。球菌一般多呈圆形、肾形和矛头形三种，按其排列又可分为双球菌、链球菌、葡萄球菌、四联菌等，与食物中毒有关的细菌主要是葡萄球菌。杆菌，形似杆状，按形态不同又分为杆状菌、球杆菌、双杆菌、链杆菌、分枝杆菌、棒杆菌等，与食品污染有关的有大肠杆菌、肉毒梭菌、蜡样芽孢杆菌、变形杆菌和伤寒杆菌等。弯曲菌，呈弯曲形，与食品污染有关的有霍乱弧菌、副溶血性弧菌等。

3. 真菌

其形态比细菌大，分单细胞和多细胞两类。单细胞多为圆形和椭圆形，与食品有关的有酵母菌。多细胞常由细长的菌丝和不同形状的孢子所组成，日常所见致食物霉变的霉菌属此类。

（二）微生物在自然界的分布

1. 土壤中的微生物

土壤是许多微生物"居住"的场所，也是微生物在自然界中最大的贮藏所。它具有微生物发育的必要条件，如固体颗粒、水分、气体、中性环境、有机物质等，成了许多微生物的天然"培养基"，加之土壤要施肥，人或畜的粪、尿、痰及其他排泄物的污染，又增加了细菌的污染。土壤中的细菌是污染蔬菜、瓜果的主要来源。

2. 水中微生物

主要来自土壤、尘埃和动植物排泄物等，由于水中含有机物，适合许多微生物的生长繁殖，常是食物污染和肠道传染病传播和流行的主要渠道。

（三）自然环境对微生物的影响

1. 温度影响

微生物的生长繁殖跟环境温度有着密切的关系。一般来说，每一类微生物只能在一定温度范围内生存，如嗜冷性微生物多生长在 0~30℃，嗜温性微生物多生存在 10~42℃范围，嗜热性微生物的生长范围是 25~85℃。前两者与食品腐烂变质有着密切关系，嗜冷性微生物可在冷库、冰箱中生存，并能引起冷藏食品发霉和腐败变质，主要有酵母菌和霉菌；嗜温菌在自然界分布较广，常可导致各种食品霉变、发酵和腐烂变质，它包括大多数微生物。

2. 水分的影响

微生物体内含水量为 75%~85%，是微生物细胞胶质体的重要组成部分。微生物的种类不同，对生存水分的要求也不一样。一般细菌生长发育最适宜的水分为

20%~30%，霉菌则为15%。所以，日常生活中利用脱水干燥法，如制作干鱼、干菜、干果等来阻止微生物的生长繁殖，达到长期保存的目的。

3. 氧气的影响

不同种类的微生物对氧的需求也不一样，有的必须在有氧的环境中才能生存，被称作好氧性微生物，大多数的细菌和霉菌均属此类；有的则需在无氧的条件下存活，被称作厌氧性微生物，主要有破伤风杆菌、肉毒杆菌等；但还有的有氧无氧情况下均能增殖，主要是葡萄球菌、大肠杆菌等大部分细菌和酵母菌。

（四）微生物引起食品变质的感官变化

1. 腐败变质

所谓腐败变质泛指在微生物为主的各种因素作用下，食品降低或失去食用价值的一切变化，如肉、鱼、禽、蛋的腐臭及蔬菜、水果的腐烂等。这类微生物主要有肉毒杆菌、变形杆菌、枯草杆菌、香肠乳杆菌、大肠杆菌和霉菌等。

2. 油脂酸败

所谓油脂酸败是指由微生物产生的酶引起的酶解过程，食物中的油脂感官性质发生不良变化，产生一种难闻的"哈喇味"。

3. 变色

某些细菌在食品上生存时产生特有的色素，使食品产生各种颜色。

4. 霉变

霉变是指霉菌在物品中生长繁殖，并产生有毒代谢产物，从而改变了物品原有外观、滋味、品质等，产生特有的霉味和灰色菌丝。易霉变的食物主要有谷类、豆类和花生等。高温、高湿是霉菌生长的最佳环境。

5. 腐烂

霉菌、酵母和细菌从果、菜破损的表皮侵入，并生长繁殖，产生有机物而造成果、菜的腐烂，可出现干腐、软腐和黑斑等。

6. 酵解

酵解主要指酵母菌污染含淀粉高的食物，在其间生长繁殖，产生大量有机酸，使食物产生发酵气味而无法食用。

二、食品污染的原因

食品的主要污染物，按其性质可分为生物性污染和化学性污染两类。

（一）生物性污染

生物性污染包括微生物、寄生虫及虫卵和昆虫污染。

1. 微生物污染

微生物污染包括细菌及细菌毒素、真菌及真菌毒素的污染等。出现在食品中的细菌是指引起食物中毒、人畜共患传染病等致病菌，主要来自病畜、病人和健康带菌者，也包括仅能引起食品腐败变质但可作为食品受到污染标志的非致病菌。这些微生物在食品存放和流转过程中，通过水、土壤、空气、用具、器皿、动物或人而污染食品，并在适宜的温度、湿度和酸碱度下大量繁殖，使食品发生一系列复杂变化，以致腐败变质。

真菌中部分霉菌菌株，在适宜的条件下能产生有毒的代谢产物——霉菌毒素，如曲霉、青霉、镰刀霉、多角菌等，它们广泛地生长在粮食、油料、花生以及其他各类食品上，并在适宜的条件下产生有毒的代谢产物即霉菌毒素。此类毒素可直接污染食品，也可污染饲料而进入畜、禽体内，影响畜禽健康，再经这类原料制成的食品毒害人体。

2. 寄生虫及虫卵污染

污染食品最常见的寄生虫有囊虫、旋毛虫等。囊虫是绦虫的幼虫，通过肉食能直接对人体造成危害，如猪囊虫病就是人畜共患的一种寄生虫病。旋毛虫寄生在猪、狗体内肌肉中，人吃了未煮熟的这种病畜肉可得旋毛虫病。

3. 昆虫污染

粮食及各种食品在不良贮存条件下容易滋生各种害虫，如甲虫、螨类和蛾类。动物性食品和某些发酵食品被蝇、蛆的污染后会发生感官性质恶化，营养价值降低，甚至致病。

（二）化学性污染

化学性污染是各种有毒金属、非金属、有机化合物和无机化合物，如汞、镉、砷、有机氯和亚硝酸盐等对食品造成的污染。它们主要来自化学农药、工业"三废"、放射性污染、食品添加剂以及食品包装材料等。

1. 化学农药污染

化学农药在农业上的广泛使用，使许多食品存在不同程度的农药残留，有的甚至达到了有害程度。造成污染的主要农药是有机氯杀虫剂及部分汞、砷的制剂和一些除草剂。另外，长期使用农药，使害虫增加了抗药性，使得用药量和用药次数不断增加，使农药残留加重。这些问题目前已引起许多国家的重视。

2. 工业"三废"污染

工业生产排出的废水、废气、废渣中，有的含汞、镉、铅、砷、氟等有毒金属和非金属元素及酚、多氯聚苯等有害化学物质，如不加处理就排入农田、水域、大气中，会污染农作物和周围环境。用未经处理的工业废水灌溉农田，其中的毒素可进入粮食和蔬菜中。这些有害化学物质不仅会污染水源，还可在水生动植物体内聚集，人们长期食用这些受污染的食物，可造成中毒。

3. 放射性污染

（1）食品中的天然放射性核素：天然放射性核素已知的有四十几种。这些天然放射性核素广泛分布于空气、土壤和天然水中，构成了自然界的天然辐射源。这些放射性同位素构成了食品的天然放射性本底。食品中天然核素主要存在于谷类、蔬菜、水果、乳类、肉类、茶叶和咖啡中。

（2）食品中人为核素的污染：食品中人为核素的污染主要通过核爆炸试验、核素废料排放不当和核意外泄漏事故而造成。核爆炸时核素的裂变产物在降落过程中已完全衰变，通过水、气体在动植物体内储留；核工业和其他工农业、医学和科学实验中使用核素后，其废物分别随废气排入大气中、深埋地下或随废水排入江海等，可使海域中的鱼、贝、牡蛎、陆地的农作物及牛奶受到污染；意外事故核泄漏也是污染食品的一个重要途径。

4. 食品添加剂污染

食品添加剂是指为改变食品的感官性质及防腐、加工工艺等需要而加入食品中的化学合成物质或天然物质。根据用途可分为防腐剂、着色剂（色素）、甜味剂、漂白剂、发色剂、香精等。有的食品添加剂具有毒性或是否有毒性尚不清楚，不能多用或乱用。有的食品添加剂不纯，带有毒杂质而危害人的健康。

5. 食品包装材料污染

如食品容器、运输工具等不符合卫生质量要求，其中有害物质就会混入或溶解到食品中去，造成食品污染。如石蜡中含有的多环芳烃可能混入包装食品用的蜡纸中，印刷商标用的颜色油墨中可能含有多氯聚苯，容易被油脂多的食物所吸收。陶瓷容器中的铅、聚氯乙烯塑料包装材料中的氯乙烯单体，都可能移溶到食品中，造成污染。

三、食品污染对人体健康的影响

（一）慢性中毒

长期（一年以上）摄入含较小量污染物的食品引起的中毒状态称为慢性中毒。如摄入含有机汞农药残留量较高的粮食数月后，可出现乏力等症状，尿中含汞量增多；长期摄入被微量黄曲霉毒素污染的粮食能引起肝脏病理变化，肝功能异常。由污染食品引起的慢性中毒不易被发现，原因较难追查，影响却往往比急性中毒还大，所以更应重视。

（二）致畸

致畸（引起畸胎）：如孕妇吃了被甲基汞污染的鱼以后，生下的婴儿易先天性汞中毒，表现为神经系统异常。霉菌毒素如棕曲霉毒素、T-2毒素、黄曲霉毒素等对实验动物有致畸作用。这说明食品污染还可能影响食用者下一代的健康。

（三）致突变

所谓突变，是指生物在某些诱变因子的作用下，细胞中遗传物质的结构发生突然的、根本的改变，并在细胞分裂过程中传给后代细胞，使新的细胞获得新的遗传特性。例如，某些农药如多菌灵对细菌有致突变作用，能使小白鼠骨髓细胞发生染色体畸变。还有的农药可影响正常妊娠或使骨髓细胞增殖加快，表现为白血病。这种不正常增殖的细胞如果损害或取代了正常组织，就可引起致癌作用，这种现象往往在若干代的后代中出现。

（四）致癌

根据动物试验，已知不少污染食品的化学物质和霉菌毒素有致癌作用。例如，过量使用发色剂对肉类进行加工处理，在食品中可形成强致癌物；黄曲霉毒素等能使动物和人发生肿瘤。

四、食品污染的预防措施

食品污染来源是多方面的，防止食品污染是一个关系人民健康的大问题，往往涉及国家很多部门。为了控制和防止有害物质对食品污染、提高食品卫生质量，必须采取以下措施。

（1）加强食品卫生知识和防止食品污染的宣传教育，使人人重视食品污染的危害，自觉地做好防止污染的工作。

（2）综合治理工业"三废"，减少或消除污染，禁止用含有害物质的废水灌溉农作物。

（3）对人体危害较大的农药应限制其用量和使用范围，开展高效低残留新农药的研究和推广。

（4）食品行业要严格遵守食品安全法，在生产、加工、销售等过程中严格按卫生程序进行，即生熟分开、食具消毒、食品检查；讲究个人卫生、定期健康检查等。

（5）加强对食品包装材料和容器的卫生管理，执行食品运输和贮存的卫生管理条例，确保食品在运输和贮存过程中不受污染、不受潮霉变。

（6）严禁滥用食品添加剂，其使用品种和使用量必须按相关规定执行。

（7）卫生检疫部门应做好肉品检验工作，严禁病死禽畜肉进入市场，发现病畜禽及其肉品应立即进行处理。

（8）加强放射源的管理，用电离辐射加工食品应严格遵守射源和照射剂量的规定。禁止对食品包装物进行放射性处理和用放射性核素作保藏剂。

第二节　食品腐败变质

食品的腐败变质，一般是指在以微生物为主的各种因素作用下，食品降低或失去食用价值的一切变化。例如鱼、肉的腐臭，油脂的酸败，水果、蔬菜的腐烂，粮食的霉变等。这是食品卫生工作中经常遇到的实际问题，因此必须掌握食品腐败变质的规律，采取有效控制措施，防止食品腐败变质，延长食品可供食用的期限。

一、食品腐败变质的原因

食品腐败变质的原因是多方面的，一般可从食品本身、环境因素及微生物污染三个方面来考虑。

（一）食品组织酶和氧化作用

大多数食品是动、植物组织或其组织制品，含有有机的营养物质和水分，在适宜的条件下，由于其本身所含酶的作用，食品不断进行生物化学变化过程，如肉类的尸僵和自溶，粮食和蔬菜的呼吸等；这些食品常常是胶体状态，其胶体结构极易被破坏和改变；同时食品中含有的一些不饱和脂肪酸、芳香物质、色素等不稳定物质极易被氧化。食品组成上的这些理化特点，便是其腐败变质的内在原因。通常我们把所含营养成分、水分、酸碱度（pH）、渗透压及其组织结构等适于微生物生长繁殖的食品（如鱼、肉、蛋、奶、水果、蔬菜等）叫作易腐食品，并将其列为控制腐败变质的重点。

（二）环境因素

影响食品的环境因素，如一定的温度、湿度、阳光（紫外线）和空气（氧）等也在促进食品发生各种变化上起着重要作用。

（三）微生物污染

在食品腐败变质的许多原因中，最普遍、最活跃的是微生物。外界污染的微生物常和上述原因结合在一起，在食品腐败变质中起主要作用。引起食品腐败变质的微生物，以非致病菌为主，霉菌次之，酵母又次之。

二、食品腐败变质的后果

（一）食品失去食用价值

食品腐败变质时，因其组织结构的改变与崩溃，产生黏液，出现不正常色调或强烈的刺激气味与特殊的味道等，这些都会使人产生厌恶的感觉。如蛋白质腐败形成有机胺类、硫化氢、吲哚、粪臭素等。食品组成成分的分解，使营养价值大为降低，甚至不能达到食用的标准，由此造成的经济损失也不可低估。

（二）导致食物中毒

腐败变质的食品必然被严重污染，大量的微生物中，就有可能存在病原菌，包括致病菌或致病性大肠杆菌或产毒霉菌等，食用后易引起食物中毒或消化道传染病。

三、食品腐败变质的预防措施

针对食品腐败变质的原因，有各种食品保存方法。

（一）低温保藏

降低环境温度是控制食品腐败变质的有效措施之一，因为低温可以抑制微生物的繁殖和破坏作用，降低酶的活性和食品内化学反应的速度。

低温保藏通常分为三级：降温保藏、冷冻保藏、冰冻保藏。

1. 降温保藏

指保藏温度低于室温而高于电冰箱的温度，典型的范围是在 10~15℃。贮存水果和蔬菜宜用这种温度。

2. 冷冻保藏

指 0~7℃。绝大多数食品用这种温度保藏最为适宜。用这种温度进行保藏，可以减慢腐败菌类的繁殖，也可减慢绝大多数病原菌的繁殖，在此温度下，酶促反应和化学反应减弱。

冷冻保藏应注意用通风方法维持贮藏室的相对湿度，有利于食品的保鲜。

3. 冰冻保藏

通常温度在 −18℃或更低。在这种低温下，微生物的生长率降低，甚至停止，只有某些芽孢可以存活。冰冻保藏的好处在于食品的水活度降低。当水被冻成冰时，微生物也就无法利用了；此外，可以保持组成食物细胞的完整性，其营养成分和色、香、味不受影响，有利于长期保存食品的营养成分。

（二）高温灭菌保藏

食品经高温处理，可杀灭其中绝大部分微生物，并可破坏食品中的酶类。如果结合密闭、真空、迅速冷却等处理，便可明显地控制食品腐败变质，延长保存时间。

高温灭菌防腐方法有高温灭菌法和巴氏灭菌法两类。

1. 高温灭菌法

这种方法的目的是杀死所有微生物、破坏酶类，获得接近无菌的食品。如罐头的高温灭菌常在 100~120℃，一般根据食品种类、容积大小来决定加热温度和时间。食品在高压蒸汽锅中经这样的温度处理后，一般可杀灭繁殖型微生物和大部分芽孢型微生物。

2. 巴氏灭菌法

该方法包括两种，一是将食品加热至 63℃，持续 15 分钟；二是将食品加热到 72℃，时间控制为 30 秒或 1 分钟（此种方法也称高温短时灭菌法）。巴氏灭菌法多用于牛奶、酱油、果汁、啤酒、饮料、冰激凌制品、鲜鸡蛋、火腿罐头等食品。

（三）脱水保藏

食品水分含量降至一定限度以下，微生物不能繁殖（霉菌 13% 以下，细菌 18% 以下，酵母 20% 以下），酶的活性也受到抑制，从而可以防止食品腐败变质。肉松、鱼松、鱼肚、虾片、墨斗鱼干、干海参、黄花菜、木耳、脱水土豆、脱水蔬菜等干燥食物，就是采用干燥脱水保藏方法。

食品的干燥法有各种形式：日光干燥、机械干燥、冷冻干燥、烟熏干燥。

（四）提高渗透压保藏（盐腌或糖渍保藏）

常用的有盐腌法和糖渍法。盐腌可提高渗透压。如果微生物处于高渗透状态的介质中，则菌体原生质脱水收缩，与细胞膜脱离，原生质可能凝固，从而使微生物死亡，达到保藏的目的。除嗜盐菌外，食盐浓度达 10%，即能抑制大多数的腐败菌和致病菌的生长。咸鱼、咸肉、咸蛋、咸菜等是常见的盐腌食品。

糖渍食品是利用高浓度（60%~70%）糖液，作为高渗透溶液来抑制微生物繁殖。不过此类食品还应在密封和防湿条件下保存，否则容易吸水，降低防腐作用。糖渍食品常见的有糖炼乳、果脯、蜜饯和果酱等。

（五）提高氢离子浓度保藏（酸渍和酸发酵保藏）

根据大多数微生物不能在 pH4.5 以下生存的特点，人们利用提高食品的氢离子浓度（酸度）来抑制微生物生长的繁殖，防止食品的腐败变质。酸渍法就是向食品内添加醋酸。酸发酵法是利用乳酸菌和醋酸菌等发酵产酸来防止食品腐败，如酸泡菜、酸黄瓜、糖醋大蒜、酸牛奶等，不仅可以防腐，亦可增加食品的风味。

（六）化学添加剂保藏

常用来防腐的食品添加剂有防腐剂和抗氧化剂（详见本章第三节）。防腐剂用于抑制或杀灭食品中引起腐败变质的微生物；抗氧化剂则用于防止油脂酸败。

除上述食品保藏方法外，现在国内外食品工业部门对食品开始应用电离辐射或微波等方法进行食品防腐。

（七）高新科技食品保藏技术

1. 微波灭菌保藏技术

微波灭菌是采用频率 300~30 万兆赫的一种高频电磁波，使微生物中基因突变或染色体畸变，从而达到灭菌效果。其特点是：省时、快速、节能、高效，既灭菌又能保持食品原有的营养成分和风味特点。

2. 高压挤压处理技术

高压挤压处理技术是在 1 000~3 000 大气压下使食品中蛋白质变性，一旦压力解除即可恢复原来的组织状况。利用该技术保藏果蔬和肉类食品，可有效地保存色、香、味和营养成分，是一种无须加热而达到灭菌目的的高新技术。

3. 强白光闪照技术

强白光闪照技术是美国推出的一种高新灭菌技术，是采用一种惰性气体灯发出波长由紫外线光区至红外线光区的光线，其光强度比阳光强 2 万倍，能杀死大多数微生物、过滤性病毒和孢子，从而延长食品保鲜时间。

4. 真空技术

真空技术是将食品中空气通过压缩脱气等，以除去可使食品腐败变质的氧气，从而达到保藏食品的目的。目前真空技术主要有真空浓缩、真空脱气、真空蒸、真空煮和真空冷藏等技术。

四、不同类型食品的保藏

食品按其来源可分为两大类：动物性食品和植物性食品。由于其性质特征不同，现分述不同的保藏方法。

（一）动物性食品

以动物作为来源的食品有畜类、禽类、鱼类、贝类、蛋类等。这类食品在饭店饮食业消费中占大部分，所以它们的保藏是很重要的。

1. 畜肉类

畜肉类食品由于富含营养和大量水分，为微生物存活和繁殖提供了良好条件，因此被认为是具有致病潜能的食品。

保藏畜肉类的方法就是要防止病原菌和致腐微生物的侵蚀。常见保藏方法有：将畜肉类制成罐头，贮存时一般不需再冷冻；也可用巴氏灭菌法，置于冰箱中贮存；保藏鲜肉，一般都用冷冻贮存。为了尽可能减少感染以及便于脱水，畜肉类食品应以小包装为宜。贮存鲜肉和冻肉所需的温度、相对湿度和期限见表6-1。

表6-1　畜肉类（鲜肉和冻肉）的贮存温度、相对湿度和贮存期限

品　　名		贮存温度	相对湿度	贮存期限
一、冷冻贮存				
牛肉	整块	1~2℃	85%	7~14 天
	肉片	1~2℃	85%	4~6 天
	肉末	1~2℃	85%	1~2 天
猪肉	整块	1~2℃	85%	5 天
	肉片	1~2℃	85%	3 天
	肉末	1~2℃	85%	1~2 天
羊肉	整块	1~2℃	85%	7 天
	肉片	1~2℃	85%	3~4 天
小牛肉	整块	1~2℃	90%	5 天
	肉片	1~2℃	90%	3 天
	腌肉	1~2℃	75%	14 天
	内脏	1~2℃	85%	3~5 天
二、冰冻贮存				
牛肉	整块	−23~−18℃	—	6~10 个月
	肉片	−23~−18℃	—	4~8 个月
	肉末	−23~−18℃	—	4~6 个月
猪肉	整块	−23~−18℃	—	4~8 个月
	肉片	−23~−18℃	—	2~6 个月
	肉末	−23~−18℃	—	1~2 个月
羊肉	整块	−23~−18℃	—	6~10 个月
	肉片	−23~−18℃	—	4~8 个月
小牛肉	整块	−23~−18℃	—	4~8 个月
	肉片	−23~−18℃	—	2~6 个月

2. 禽肉

禽肉包括鸡、鸭、火鸡、鹅和许可捕猎的鸟类。和猪肉一样，禽肉也都属于有传染疾病的潜能食品。一般可采用冷冻贮存，也可以用加热来贮存。可以是整只，也可

以切成碎块或剔去骨头制成罐头。禽肉的贮存温度、相对湿度和贮存期限见表 6-2。

3. 海鲜类

贮存海鲜类通常采用低温保藏和快速冰冻法。许多现代化的捕鱼船实际上就是一座漂浮在海上的加工厂，可以很有效地把刚捕获到的海鲜洗净、包装并予以冷冻（冰冻）。冷冻可以阻止酶的自溶，但不能防止脂肪的氧化，特别是高脂肪的鱼类。海鲜类的贮存温度、相对湿度和贮存期限见表 6-3。

表 6-2　禽肉的贮存温度、相对湿度和贮存期限

品　名		贮存温度	相对湿度	贮存期限
一、冷冻贮存				
鸡	整只	−1~1℃	85%	2~4 天
	切碎	−1~1℃	85%	1~2 天
火鸡	整只	−1~1℃	85%	2~4 天
	切碎	−1~1℃	85%	1~2 天
鸭		−1~1℃	85%	2~4 天
鹅		−1~1℃	85%	2~4 天
二、冰冻贮存				
鸡	整只	−23~−18℃	—	4~10 个月
	切碎	−23~−18℃	—	3~6 个月
火鸡		−23~−18℃	—	4~10 个月
鸭		−23~−18℃	—	4~10 个月
鹅		−23~−18℃	—	4~10 个月

表 6-3　海鲜类的贮存温度、相对湿度和贮存期限

品　名		贮存温度	相对湿度	贮存限期
一、冷冻贮存				
鱼类	高脂类	−2~0℃	95%	1~2 天
	低脂类	−2~0℃	95%	1~3 天
贝类	甲壳类	1~2℃	85%	1~7 天
	软体类	−1~1℃	90%	1~3 天
二、冰冻贮存				
鱼类	高脂类	−23~−18℃	—	2~6 个月
	低脂类	−23~−18℃	—	2~6 个月
贝类	甲壳类	−23~−18℃	—	2~6 个月
	软体类	−23~−18℃	—	2~6 个月

干燥法也可用来贮存鱼类食品，或者用盐腌、烟熏等。盐除了可以用来调味外，还可做化学防腐剂。用酒和醋制成醋酸也可以用来腌鱼。对高脂类鱼常使用抗氧化剂以防止其腐化变质。

4. 蛋类

（1）低温保藏：低温保藏蛋类，其目的是为了阻止蛋的胚胎发育和生物的生活。经科学实验证明，蛋类在10℃的情况下，鸡蛋的胚胎在37天内不发育。在炎热的夏、秋季节，应将鲜蛋保存在0~4℃的冷藏设备中。冰冻保藏的方法，一般适用于冰蛋。

（2）热空气喷雾干燥脱水法：适用于制作蛋粉，所用温度常在90℃左右。使用热空气喷雾干燥脱水，常制成全蛋粉、蛋黄粉和蛋白粉三种。

（3）腌制蛋：是用食盐做腌制蛋类的材料，目的是为了阻止胚胎发育，增加蛋的保藏时间和改变滋味，腌制后常以咸蛋和松花蛋形式来保藏。

（二）植物性食品

1. 新鲜水果和蔬菜

水果和蔬菜在生长过程中会从土壤和水中感染多种微生物。由于水果和蔬菜含有许多水分和碳水化合物，以这类物质为养料的微生物在水果和蔬菜中也就最常见。清洗水果和蔬菜，就可以减少附着在其表面的微生物。

水果和蔬菜可采用低温保藏，具体分别见表6-4、表6-5。

表6-4　水果的贮存温度、相对湿度和贮存期限

品　名	贮存温度	相对湿度	贮存期限
一、鲜水果			
苹　果	−1~0℃	85%	2~6个月
葡萄柚	0~7℃	85%	1~2个月
柠　檬	8~10℃	85%	1~4个月
酸　橙	8~10℃	85%	1~2个月
瓜　类	4~7℃	85%	14~28天
橘　子	0~2℃	85%	2~3个月
梨	−1~0℃	85%	14~28天
草　莓	−1~0℃	85%	4~8天
果　仁	−1~0℃	85%	7~14天
葡　萄	−1~0℃	85%	1~2个月
二、罐头水果	10~21℃	50%~60%	8~12个月
三、冰冻水果	−23~−18℃	—	6~12个月

表6-5　蔬菜的贮存温度、相对湿度和贮存期限

品　名	贮存温度	相对湿度	贮存期限
一、新鲜蔬菜			
龙须菜	0~1℃	90%	14~28 天
豆　类	4~7℃	85%	7~10 天
卷心菜	0~1℃	90%	2~3 个月
胡萝卜	0~1℃	90%	7~21 天
菜　花	0~1℃	85%	14~21 天
玉　米	−1~0℃	85%	4~7 天
黄　瓜	7~9℃	90%	7~14 天
莴　苣	0~1℃	90%	14~28 天
洋　葱	0~1℃	75%	5~8 个月
土　豆	10~13℃	85%	2~4 个月
菠　菜	0~1℃	90%	7~14 天
葫　芦	0~2℃	85%	7~14 天
西红柿	0~1℃	85%	7~10 天
二、罐装蔬菜	10~21℃	50%~60%	8~12 个月
三、冰冻蔬菜	−23~−18℃	—	6~10 个月

2. 谷类食品

（1）麦粉保藏：麦粉必须保存在干燥、通风、避光的主食库内。仓库应做到防潮、防霉、防异臭和防虫害。按规定麦粉水分含量不得超过 15%，含水量过多会促进生物变化不耐保藏；麦粉不宜在阳光下照射，因受光照射的麦粉易发酵变质，当麦粉水分含量过高时要放在干燥通风、阴凉处晾干。

（2）稻米保藏：稻米保藏的关键是控制米中的水分，一般水分应保持在 13%，最多不超过 14%。对于含水量高的稻米要通风干燥以防霉变，但不能直接暴晒，因日光作用可使稻米变酥而影响口感。米糠是使米受潮发热发酵的主要原因，因此，对米糠多的稻米要过筛除糠降低水分，这是保藏稻米的重要手段。

第三节　食品添加剂 [①]

食品添加剂是指为改善食品品质的色、香、味和口感，以及增加营养，为防腐延长保质期和加工工艺的需要而加入食品中的化学合成物质或天然物质。

---

① 食品添加剂：根据《食品安全国家标准　食品添加剂使用标准》，按其功能可分为22类，具体为（1）酸度调节剂；（2）抗结剂；（3）消泡剂；（4）抗氧化剂；（5）漂白剂；（6）膨松剂；（7）胶基糖果中基础剂物质；（8）着色剂；（9）护色剂；（10）乳化剂；（11）酶制剂；（12）增味剂；（13）面粉处理剂；（14）被膜剂；（15）水分保持剂；（16）防腐剂；（17）稳定剂和凝固剂。

合理使用各种食品添加剂一般是无害的。但由于这类物质多为化学合成物，人类若长期大量摄入亦可能发生一定的毒害作用。为了保证人体健康，正确合理使用食品添加剂是必要的。

一、甜味剂

甜味剂有天然甜味剂如蔗糖、葡萄糖等，人工甜味剂有糖精和甘草酸二钠盐或甘草酸三钠盐等。

（一）糖精钠

由于糖精在水中溶解度很低，因此多使用糖精钠。

糖精钠为无色或白色结晶或结晶形粉末，无臭，稍有苦味，甜度为蔗糖的 300~500 倍，在酸性条件下，水溶液长时间加热会失去甜味。我国允许其使用于酱菜类、调味酱汁、浓缩果汁、蜜饯类、配制酒、冷饮类、糕点、饼干等。最大使用量为 0.15 克/千克。

（二）甜菊糖苷

甜菊糖苷是几年前我国从巴西引进的一种草本植物，其叶子呈锯齿形，内含比蔗糖还甜 300 倍的甜味物质"甜菊糖苷"，它不但可作食品工业的添加剂，还可供糖尿病患者食用以代替人造糖精。

甜菊苷的制品有白色粉末型，甜度相当于蔗糖 150 倍；液状型，甜度相当于蔗糖的 75 倍；白色结晶体，甜度为蔗糖 230 倍。一般甜叶菊的制剂在酸性溶液中稳定，耐高热，食品中加入甜菊苷后不易发酵，可长期保存，因而，还有一定的防腐作用。用量根据食物品种确定，不加限量。

二、着色剂

常用的着色剂有两种，即天然色素和人工合成色素。红曲、糖色等是天然色素，苋菜红、柠檬黄等是人工合成色素。

从卫生角度分析，天然色素对人体较为安全，许多人工合成色素对人体有显著致癌作用。如果不加选择，任意滥用，将会危害人体的健康。因此，对人工合成食用色素的使用必须加强管理。

（一）天然食用色素

天然食用色素是直接来自植物组织的色素，对人体健康一般无害。我国常用的天然食用色素，主要有红曲米、叶绿素、姜黄素、胡萝卜素、焦糖色等。

1. 红曲米

红曲米又名红曲，是我国特有的天然色素，是将一种霉菌接种在米上培养而成的。红曲色素，无毒，对蛋白质有很强的着色力，如红豆腐乳、卤肉、卤鸡等肉类食品常用之。有些地方在用红曲卤过的食品上还加番茄酱，这样色更鲜艳、味更美。

2. 叶绿素铜

饮食业常用叶绿素铜做翡翠色菜肴，如彩色鱼丸等。用菠菜或青菜叶捣烂挤出汁，此汁水即含叶绿素。有时还在这绿色的汁水中滴一点碱，以保持绿色的稳定性。

3. 焦糖色

焦糖色又名酱色、焦色，常用于制酱、酱油、醋等的食品中。烹调常用白糖炒成酱色做红烧菜的色素，这种方法生成的色素，对人体无害，可广泛使用。用工业生产法制成的焦糖色要慎用，因为其含有危害人体健康的化合物。

4. 姜黄素

常用于配制酒和桂圆等方面的着色。

5. 胡萝卜素

胡萝卜素是从胡萝卜和其他植物的叶中提炼出来的，常用于人造奶油或奶油着色，安全无害。它本身还是一种营养素。

（二）人工合成色素

合成色素是以煤焦油中分离出来的苯胺染料为原料而制成的，因此又称煤焦油色素（煤焦油染料）或苯胺色素。这类色素多数对人体有害。据研究，人工合成食用色素对人体毒害作用有三个方面：一般毒性、致泻性和致癌性，所以要严格管理，慎重使用。

三、食品用香料

香料、香精是用以改善或增强食品芳香气味的食品添加剂，根据来源不同可分为天然与人造两类。

天然香料一般成分复杂，非单一化合物，主要是植物香料，如八角、茴香、花椒、薄荷、桂皮、丁香、玫瑰等。

香精多用石油化工产品煤焦油等原料合成，而且通常以数种或数十种香料单体调和而成，是有各种香味的香精，如香蕉、橘子、杏仁等味的香精。常用于各种冷饮、果冻、甜品、面点等，用量一般为 0.02%~6.1%。

四、抗氧化剂

抗氧化剂主要用于油脂和含油脂较多的食品，在保存时防止食品变质。其主要作用是阻止油脂或食品中的脂肪与空气中的氧接触，使油脂不易发生酸败。食品中常用的是没食子酸丙酯，应用范围是饼干、糖果、冷饮等，用量不超过 0.01%。特丁基对苯二酚（TBHQ）是近年来我国开发的高效抗氧化剂，无毒性，多用于油炸食品、干鱼制品、方便面、速煮米、干果罐头、腌制的肉制品等，最大使用量为 0.2 克 / 千克食物。

五、防腐剂

防腐剂是用以防止食品腐败变质的添加剂。食品中使用化学防腐剂，能起抑制微生物或杀灭微生物的作用。我国目前允许使用的防腐剂有苯甲酸或苯甲酸钠、山梨酸或山梨酸钾。

苯甲酸又名安息香酸，呈白色针状结晶，为酸性防腐剂。苯甲酸溶于酸，其钠盐，即苯甲酸钠溶于水，是常用剂型。山梨酸又名花楸酸，是近年来各国重视并普遍使用的一种防腐剂。山梨酸为无色针状结晶或白色结晶粉末，在水中溶解度低，是食品中常用的防腐剂。

防腐剂允许使用于酱油、醋、果汁类、果酱类、罐头、汽酒、汽水、低盐酱菜等食品。

第四节　肠道传染病和寄生虫病

一、肠道传染病

肠道传染病的病原体存在于病人或带菌者的肠道中，随大便排出体外。人们饮用了这些病原体的水或食用了被污染的食物后即可得病。此病往往是通过苍蝇、食具和手来传播的。其流行特点是，多发生于夏季和秋季，搞好饮食卫生是预防此类疾病的重要环节。

（一）伤寒及副伤寒

伤寒是由伤寒杆菌进入人体消化道所致。此菌的抵抗力较强，在粪便中可存活 1~2 个月，水中可存活 10~15 天。

1. 传播途径

伤寒的传染源是患者和带菌者。传播途径是通过水、手和苍蝇污染食品，由口进入人体。以夏季和秋初较多。

2. 临床表现

感染后 9~15 天发病。初期起病缓慢，症状日渐明显，有头痛、低热、腹胀、腹泻，下胸、上腹和背部出现几个或十几个血疹，呈浅红色；随后持续高热，体温达

39~40℃，表情淡漠、狂躁，严重者可出现中毒性心肌炎甚至肠穿孔等。

3.预防措施

（1）加强卫生宣传教育，使饮食从业人员养成良好的卫生习惯，做到不吃不洁食物，操作前和便后要洗手，做好餐具消毒和食物保藏工作。

（2）搞好饮食环境卫生，消灭苍蝇和消除苍蝇滋生地，餐馆、饭店和熟食要有防蝇设备，如纱窗、纱门和纱罩等。

（3）检查从业人员粪便，如发现伤寒带菌者要及时调离饮食行业。

（二）细菌性痢疾

细菌性痢疾是由痢疾杆菌引起。痢疾杆菌可在潮湿土壤中生存34天，在水果和蔬菜上可生存10天。生长最适宜温度为37℃，加热至56~60℃，10分钟后可被消灭。

1.传播途径

本病传染源是患者和带菌者，通过水、手和苍蝇污染食品，由口腔而传染，以夏秋季节发病率最高。

2.主要症状

食入污染了痢疾杆菌的食物后，10~14小时发病。表现为突发性剧烈腹痛、呕吐和频繁腹泻，大便呈水样，便中带有血液和黏液，体温高达40℃，严重者出现休克症状。

3.预防措施

（1）隔离传染源，定期检查饮食从业人员粪便，对患有痢疾的病人要暂时调离饮食工作岗位，特别注意将慢性患者调离岗位。

（2）保持手的清洁，消灭苍蝇和做好饮食卫生管理工作。

（三）传染性肝炎

传染性肝炎的病原体为滤过性病毒。该病毒在体外抵抗力强，一般消毒法不易将其破坏。传染性肝炎分甲、乙两型。

1.传播途径

传染源是肝炎病人以及病毒携带者。病毒随患者大便排出，通过手、水、苍蝇污染食品，而经口传染。全年皆可发病，但以秋、冬两季发病率较高。

2.临床症状

感染肝炎病毒后14~35天发病。患者症状轻重不一，分为黄疸型和无黄疸型。早期有低热、周身乏力、食欲不振、恶心或呕吐、腹泻等消化道症状。黄疸型病人的皮肤、巩膜发黄，肝脏肿大，肝区疼痛，尿黄等；无黄疸型常有疲倦、右上腹不适、消化不良、体重减轻、不想吃油腻食物等症状。

3. 预防措施

（1）加强对病毒性肝炎病人的隔离和治疗，隔离期为 40 天，患病期间病人的用具和排泄物要消毒。

（2）食具要进行消毒，以蒸汽消毒最佳。

（3）饭店要有防蝇设备，特别是直接入口食物要妥善保管，防止污染。

（四）霍乱

霍乱是由霍乱弧菌引起的消化道急性传染病。霍乱弧菌在水中可存活数天至数星期，易被干燥和阳光所杀灭，用 1∶5 000 高锰酸钾溶液数分钟之内即可被消灭。

1. 传播途径

传染源是病人或健康带菌者。由含霍乱弧菌的粪便或呕吐物，通过水、手和苍蝇污染食品，经口传染。

2. 临床表现

感染霍乱弧菌后数小时至 6 天发病。起病急骤，先有频繁水样腹泻，大便呈淘米水样，并有剧烈呕吐，呈喷射状，吐出物为淘米水样。病人出现高度口渴、声嘶、无力，继而脉搏跳动加快，血压下降，皮肤湿冷，严重者可致死。

3. 预防措施

（1）讲究饮食卫生，不喝生水，不吃生冷不洁食物。

（2）注意个人卫生，饭前、便后洗手，消灭苍蝇，要按时注射霍乱疫苗，做到预防为主。

（3）加强食具卫生管理，定期进行厨具、餐具预防性消毒。

二、肠道寄生虫病

肠道寄生虫病是寄生在肠道的蠕虫病。常因感染寄生虫卵并在肠道发育成成虫而患病。成虫卵由粪便排出，通过污染饮水、食物而传染。

（一）蛔虫病

1. 病因

蛔虫寄生于人体小肠内，形如蚯蚓，长 15~35 厘米，雌虫在大肠内产卵，每天每只虫可产卵 20 万个。虫卵随粪便排出，在体外 21~30℃，氧气、湿度适宜时经两星期发育成传染性虫卵，人若吃了污染虫卵的蔬菜、水果和不洁食物均可患病，具体可见图 6-1、图 6-2。

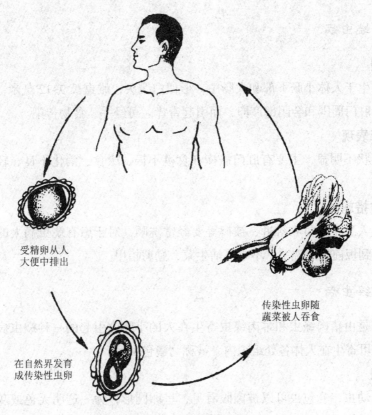

受精卵从人
大便中排出

传染性虫卵随
蔬菜被人吞食

在自然界发育
成传染性虫卵

图6-1 蛔虫感染途径

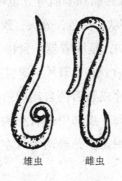

雄虫　　　雌虫

图6-2 蛔虫成虫

2. 临床表现

患者一般无明显症状。较重者常有食欲不振、恶心、呕吐、胃部不适、流涎和腹痛，小儿有梦惊和注意力不集中等表现。

3. 预防措施

养成不吃生冷不洁食物和不饮生水的卫生习惯。生吃的菜和水果要认真清洗和消毒。

（二）蛲虫病

1. 病因

蛲虫寄生于人体小肠下部和大肠中，形似白线头，雌虫长 9~12 毫米，常于夜间由肛门爬出在肛门周围和会阴部产卵，而引起奇痒。可经手、食物传染。

2. 临床表现

一般症状不明显，主要有肛门瘙痒和食欲不振、厌食、消化不良、轻度腹痛等消化道症状。

3. 预防措施

加强个人卫生，衬衣衬裤、被褥等要经常洗晒，对于患有蛲虫病人的衣裤要用沸水烫洗。做到饭前便后洗手，不吃不洁生菜，勤剪指甲。

（三）绦虫病

绦虫病是由猪肉绦虫和牛肉绦虫寄生在人的小肠内引起的一种蠕虫病。它的幼虫叫囊包虫，可寄生在人体各处组织内，被称为囊包虫病。

1. 病因

绦虫的幼虫，囊包虫可以被肉眼看见，呈卵圆形，为一透明无色或灰色水泡，中有白点，囊包小者如米粒，大者如花生，俗称"米珠肉"，寄生在猪的腰肌、咀嚼肌、肩胛肌等处；牛的咬肌、舌肌、深腰肌和膈肌等处也可被寄生。

绦虫的成虫形如细带，呈分节状，白色，分头、颈和体节三部分。头节如小米粒大，圆形，上面有 4 个吸盘和 2 圈小钩，是固着器；紧接于头后为颈部，是生长节片部分；由颈部向后虫体逐渐增大，分成约 1 000 个节片。囊包虫及绦虫成虫具体可见图 6-3。

绦虫为雌雄同体，当妊娠节片成熟后便自动脱落随粪便排于体外。当猪吃了粪便或感染虫卵的草后，随之吞入虫卵。虫卵中带有小钩的幼虫在猪肠道脱出钻进肠壁血液、淋巴管而到猪的全身各处组织寄生，经两个月左右发育成绦虫。猪肉绦虫感染途径见图 6-4。

2. 临床表现

（1）绦虫病。病人症状轻微，常有腹泻、腹痛、食欲异常、乏力和消瘦等症状。

（2）囊包虫。多寄生于人的皮下、肌肉、脑、眼、心、肝和肺等处。以脑部危害最大，常引发癫痫，严重者可致精神异常。

3. 预防措施

（1）对饮食行业人员进行大便检查，如发现病患者要及时治疗。

（2）要加强肉食卫生检测和管理。餐饮单位进肉要细致挑选，不买、不售问题肉。

（3）烹制畜肉食物必须烧熟煮烂，炒食肉要优质，片、丝要切薄。

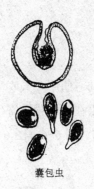
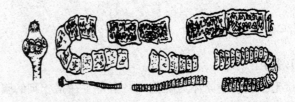

囊包虫

绦虫成虫

图6-3 囊包虫及绦虫成虫

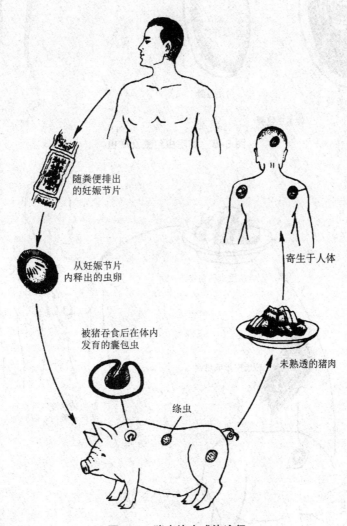

随粪便排出
的妊娠节片

从妊娠节片
内释出的虫卵

寄生于人体

被猪吞食后在体内
发育的囊包虫

未熟透的猪肉

绦虫

图6-4 猪肉绦虫感染途径

（四）旋毛虫病

1. 病因

旋毛虫病的病原体为旋毛虫，多寄生在猪、狗的膈肌、舌肌和心肌中。人吃了未煮熟的病畜肉发病。旋毛虫幼虫进入人体一周左右发育成成虫，成虫在肠黏膜内寄生并产生大量新的幼虫。幼虫钻入肠壁经血液进入肌肉中寄生。见图 6-5、图 6-6、图 6-7。

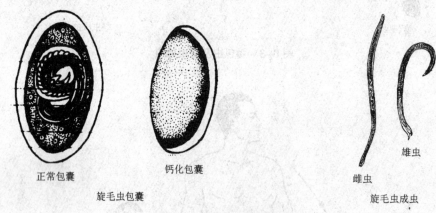

正常包囊　　　　钙化包囊

旋毛虫包囊

雄虫

雌虫

旋毛虫成虫

图 6-5　旋毛虫包囊及成虫

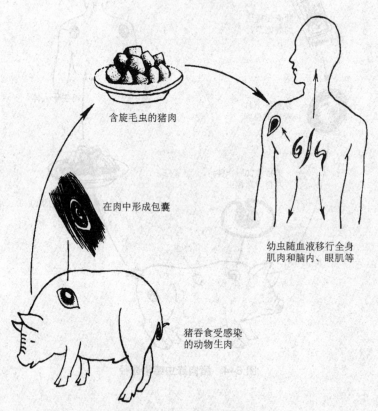

含旋毛虫的猪肉

在肉中形成包囊

幼虫随血液移行全身肌肉和脑内、眼肌等

猪吞食受感染的动物生肉

图 6-6　猪旋毛虫感染途径

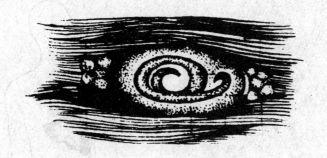

图 6-7　肌肉中的旋毛虫

2. 临床表现

患者有恶心、呕吐、腹泻、高烧、肌肉疼痛甚至肌肉运动受限等症状，如果侵犯脑脊髓，还可引起脑膜炎等病症。

3. 预防措施

（1）加强肉食检测，发现旋毛虫肉应立即销毁，不允许其上市销售。

（2）制作大块肉食要烧熟煮烂，炒食肉切片要薄，肉质要良好。

（五）肝吸虫病

肝吸虫病是一种寄生虫病，常因吃生鱼或半熟鱼所致。

1. 病因

肝吸虫寄生于病人、猫、狗的胆管中。虫卵随胆汁一起进入肠道，再随粪便排出污染水源，被螺蛳吞食后在螺体发育成尾蚴，尾蚴从螺体钻出，浮于水中，再钻入鲤鱼等淡水鱼体内，成为有感染能力的囊蚴，若人吃了生鱼或半熟鱼即可被感染。见图 6-8、图 6-9。

2. 临床表现

轻者无症状，重者常发生食欲不振、上腹部不适、腹胀、腹泻、肝脾大等，有时可出现黄疸、浮肿，严重者可致肝硬化、腹水等。

3. 预防措施

（1）烹制鱼时一定要将其烧熟煮透，不吃生鱼或半生鱼。

（2）认真进行大便无害化处理。

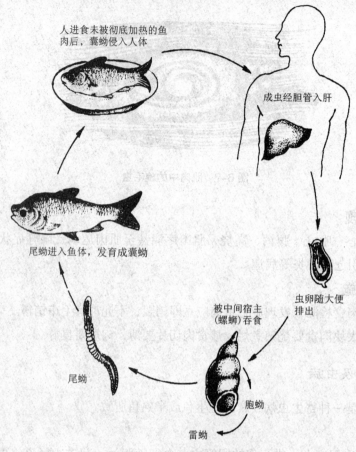

人进食未被彻底加热的鱼肉后，囊蚴侵入人体

成虫经胆管入肝

虫卵随大便排出

被中间宿主（螺蛳）吞食

尾蚴进入鱼体，发育成囊蚴

尾蚴

胞蚴

雷蚴

图6-8　肝吸虫感染途径

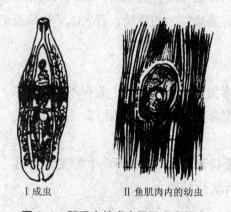

Ⅰ 成虫　　　Ⅱ 鱼肌肉内的幼虫

图6-9　肝吸虫的成虫及肌肉中幼虫

（六）肺吸虫病

肺吸虫病是由肺吸虫寄生在肺部引起的一种慢性寄生虫病，是吃了生的或半生的

蝲蛄、石蟹等引起的感染。

1. 病因

肺吸虫卵随病人痰咳出，污染水源。虫卵在水中孵化成毛蚴。毛蚴钻进淡水螺体发育成囊蚴。人吃了生蟹或蝲蛄而感染。囊蚴进入人体肠道脱囊成幼虫，再钻入肠壁随血液进入肺形成多发性囊肿。

2. 临床表现

起病缓慢，早期有低烧、食欲不振、咳嗽的症状，随后痰中带血、胸痛等。若寄生于脑部常可出现肢体瘫痪、失语和癫痫等症状。

3. 预防措施

（1）不吃生蟹和蝲蛄，烹制蟹或蝲蛄一定要做熟。

（2）不随地吐痰，彻底治疗病人。

📖 本章小结

食品卫生是食品质量的重要组成部分，是把住"病从口入"关的关键环节。只有严把食品在种植、收获、运输、加工制作和销售等的卫生控制环节，才能保证食品的卫生安全，才能保障人体的健康。

❓ 思考与练习

一、填空题

1. 绦虫的幼虫是_____，主要寄生在人体的皮下、_____、_____、眼、心、_____和肺部等处。

2. 人若吃了污染虫卵的_____、_____和_____均可患蛔虫病。

3. 夏、秋季节易发生_____、_____、_____、_____等肠道传染病。

二、情景题

有一位客人李某，告诉服务员，他患有乙型肝炎，请求在进食和食具上进行特殊处理，你认为如何处理才能不传染给其他客人和饭店的工作人员。

三、问答题

1. 什么是食品污染？食品污染分为哪几类？

2. 食用了被污染的食品对人体健康有何影响？

3. 为了防止食品污染，应该采取哪些有效预防措施？

4. 食品腐败变质的主要原因是什么？

5. 食品主要的保藏方法有哪几种？

6. 食品添加剂有几种？国家允许使用的着色剂有哪几种？

7. 低温保藏为什么能较好地保存食品的营养成分？

8. 什么是巴氏灭菌法，它有什么优缺点？

9. 传染性肝炎传播的途径有哪些？如何预防？

10. 绦虫病、旋毛虫病的病因是什么？怎样预防？

第7章 / 食物中毒及其预防

👉 **学习重点**

● 食物中毒的特点、分类、基本原因、症状、紧急处理步骤
● 食物中毒的预防措施

食物中毒，是指食用了被生物性、化学性有毒有害物质污染的食品或者食用了含有毒有害物质的食品后出现的急性、亚急性食源性疾患。

有毒食物按其来源可分为三个方面：一是食品中含有某些细菌和细菌毒素；二是食品本身就含有某种毒性的物质；三是被化学毒物污染了的食品。

食物中毒的病人都具有共同的特点，如潜伏期短，发病者集中，都有急性胃肠炎表现，病人有同吃一种食物史，健康人与病人之间不传染。正确认识这些特点，对预防食物中毒、保障进餐者的身体健康具有重要的意义。

第一节　食物中毒的特点、处理

一、食物中毒的特点

（1）潜伏期短、来势迅猛。大多数在半小时到 24 小时内发病。在短时间内突然先后出现大量病人，人数将在短时间内达到高峰。

（2）呈爆发性，病程短，治愈快，通常为 1~7 天。

（3）症状相似。所有病人都有类似的临床表现，多见急性胃肠炎症状或神经症状等。

（4）发病与某种食物有明显关系。所有病人在一段时间内都食用过同一种有毒食物，发病范围局限在吃过有毒食物的人群中，停止食用这种食物后，病情很快得到控制。

（5）人与人之间不直接传染，无流行病的余波。病情无年龄、性别差异。

（6）食物中毒有明显的季节性，一般多以夏、秋两季最多，这是因为此时天气炎热，气温适于细菌生长繁殖和产生毒素，同时，夏、秋季节也是植物生长、被采食的季节。

二、食物中毒的分类

食物中毒按致病原因可以分为细菌性食物中毒、非细菌性食物中毒和真菌毒素食物中毒。

（一）细菌性食物中毒

（1）沙门氏菌属食物中毒，如鼠伤寒沙门氏菌、肠炎沙门氏菌和猪霍乱沙门氏菌等。

（2）致病性大肠杆菌食物中毒，如侵入型大肠杆菌食物中毒和毒素性大肠杆菌食物中毒。

（3）变形杆菌食物中毒，如普通变形杆菌、奇异变形杆菌和摩根氏变形杆菌等。

（4）副溶血性弧菌食物中毒（嗜盐弧菌食物中毒）。

（5）葡萄球菌肠毒素食物中毒。

（6）肉毒梭菌毒素中毒。

（7）蜡样芽孢杆菌毒素中毒。

（二）非细菌性食物中毒

（1）有毒动物中毒，如河豚、鱼类组胺引起的食物中毒。

（2）有毒植物中毒，如毒蕈、四季豆中毒、马铃薯芽中毒、鲜黄花菜中毒等。

（3）化学性食物中毒，某些金属或类金属化合物，如亚硝酸盐、砷（砒霜）等引起的中毒。

（三）真菌毒素食物中毒

此类主要包括禾谷镰刀菌引起的赤霉病麦中毒，黄曲霉产生的黄曲霉菌毒素中毒等。

三、食物中毒的主要原因

（1）饮食从业人员不重视饮食卫生，工作责任心差，怕脏、怕累、怕麻烦、怕浪费、怕亏本等，是造成食物中毒的思想根源。

（2）饮食从业人员缺乏应有的卫生知识，不懂得食品卫生的相关知识和正确处理食品的方法。

（3）对有毒动植物识别不清，处理不当，误食中毒。

（4）吃了病死或死因不明的畜、禽肉等。

（5）食品在生产、加工、运输、存放、销售等过程中，受到细菌或化学药品的污染。

（6）食品，特别是动物性食品，受了细菌污染后，在 20℃以上的环境中放置时间过长，致使细菌生长繁殖产生毒素。

（7）存放的熟食或剩饭剩菜吃前不加热，或加热不彻底，细菌未被杀死，毒素未被破坏，食后中毒。

四、食物中毒紧急处理步骤

（1）抢救中毒患者。如发现中毒者应及时送往医院抢救处理，对可疑者要进行严密观察和必要的预防，目的在于避免死亡。

（2）现场调查和处理。成立以企业领导、上级主管部门和防疫人员组成的调查组，调查和处理食物中毒的有关事项。调查内容如下。

①发病与饮食的关系。查清 48 小时的进食内容，中毒者与哪餐哪种食物有关，寻找可疑食物。

②调查可疑食物的来源、购进时间、数量和运输加工方法等，找出食品污染的环节和条件。

③调查进餐时间、进餐人数、发病时间、发病人数，计算发病率和潜伏期，掌握症状特征，初步判断何种食物中毒。

④追回可疑食物和剩余可疑食物一起封存。如食品是在中毒者单位被污染，应提出处理办法；如是细菌性食物中毒，应在防疫人员的指导下将炊事用具和食具进行消毒；如食品是在商业网点被污染，应追查。

（3）及时向当地卫生部门报告，协助防疫人员采样检验。发现食物中毒时应及时采样送防疫部门检验。其采样内容如下：

①剩余食物，包括未吃完和其他容器中同类型食物；

②病人的吐泻物；

③疑为化学中毒者应采尿液送检；

④必要时对从事饮食行为的有关人员进行大便检查和培养。

（4）有必要时可以再进行全面细致的调查，从中找出发生中毒的原因。

第二节　细菌性食物中毒

细菌性食物中毒是由于吃了大量的活菌或细菌毒素的食物。它是食物中毒中最常见的疾患，几乎占食物中毒病例总数的 70%，因此，细菌性食物中毒的预防在食物中毒中占有重要地位。

细菌性食物中毒主要发生于每年的 5~10 月，此时气温较高，是病原菌处于最适生长或产毒的温度（为 25~40℃），使食物中的病原菌或毒素急剧增加，在该季节，人体防御机能往往有所降低，敏感性较强，因此夏、秋季最容易发生细菌性食物中毒。

引起细菌性食物中毒的食物主要是肉、乳、蛋、水产等动物性食品，少数是植物性食物。

细菌性食物中毒的患者，一般都表现有明显的胃肠炎症状，其中腹痛、腹泻最为常见，病死率较低，如能及时抢救，病程较短，恢复快，预后良好。但肉毒素中毒例外。

一、沙门氏菌属食物中毒

沙门氏菌属食物中毒是细菌性食物中毒中最常见的一种，在我国城乡都有发生，是预防食物中毒的重点。

（一）病原

沙门氏菌属是肠杆菌科中的一群细菌，分布很广，种类繁多，其中最常引起食物中毒的沙门氏菌有鼠伤寒沙门氏菌、猪霍乱沙门氏菌和肠炎沙门氏菌等。本菌属的致病力较弱，不产生外毒素，要摄入大量细菌才能致病。

沙门氏菌在外界的生存力较强，在水中可生存 2~3 周，在潮湿的土壤中可越冬不死，在蛋和蛋制品以及含 9%~12% 的咸肉中也可存活数日。生长温度为 10~42℃，在 18~20℃时就能大量繁殖，达 37℃时繁殖最快，但周围环境在 pH 值 4.5 以下时可抑制其生长；在 100℃时可立即死亡，70℃经 5 分钟、60℃经 15~30 分钟可被杀灭。

（二）易引起中毒的食品和传染源

引起沙门氏菌属食物中毒最常见的食品主要是动物性食品，特别是肉类、蛋类食品，也可由鱼、虾、家禽、奶类等食品引起。

沙门氏菌属广泛分布于自然界，人和动物都可带菌，但其传染源主要为家禽、家畜及鼠。畜禽肉中的沙门氏菌来源有生前感染和宰后污染两种。

（1）生前感染。一般情况下，畜禽肠道带菌率较高，当动物在生病、疲劳、衰弱、消瘦以致机体抵抗力降低时，肠道内的沙门氏菌可经肠系淋巴结和淋巴组织进入动物血液循环，侵入肌肉组织，使肉部和内脏中带有大量的沙门氏菌。加工烹调时，如未经彻底加热杀灭病原，即可引起食物中毒。

（2）宰后污染。包括宰杀、储藏、运输、加工、烹调和售卖的各个环节，被带有沙门氏菌的水、土壤、天然冰、不洁的容器、手、菜刀、砧板、餐具、苍蝇、蟑螂、老鼠以及人畜大便等污染。如果烹调后的熟肉，存放在较高的温度环境中，食前又不再加热，则更易再次受到污染，进而导致食物中毒。

（三）中毒症状

沙门氏菌食物中毒的临床表现一般以胃肠炎型为主。潜伏期一般为 12~30 小时，最短 2 小时，最长 72 小时。多数症状为先后出现头痛、恶心、倦怠、全身酸痛、腹痛、腹泻等，腹泻多为水样便，有时是黏液便或黏血便，一日数次至十余次，体温一般在 38℃以上。重症者出现脱水甚至休克、虚脱，如不及时抢救，可致死亡。一般 1~3 日逐渐好转，约经一周才能恢复。

（四）预防措施

除按照一般细菌性食物中毒的原则，即防止污染、低温保藏、彻底加热三个基本手段外，还应特别注意以下几点。

（1）严禁食用病死的或死因不明的家禽家畜。

（2）严格执行生熟食品存放、加工的分开制度，以防交叉污染。

（3）水禽蛋不能作为糕点原料，因水禽蛋的带菌率比较高。

（4）食品在烹调中要烧透煮熟，剩菜食前要充分加热。

（5）彻底消灭厨房、操作间、食品储藏室和餐厅等处的老鼠、苍蝇、蟑螂及其他昆虫。

二、致病性大肠杆菌食物中毒

（一）病原

大肠杆菌为人和动物的正常肠道菌，随大便排出而广泛分布于自然界中，通常并不致病，但有些致病性大肠杆菌能引起食物中毒。该菌的抵抗力较弱，煮沸数分钟或使用一般消毒剂即可被杀灭。

（二）易引起中毒的食物和传染源

大肠杆菌食物中毒主要发生于夏季。引起中毒的食品以熟肉和凉拌食品为主。传染源是人和动物的大便经手、蝇和不洁用具等污染食物，食物在适宜细菌大量繁殖的条件下放置时间较长时，即可引起中毒。

（三）中毒症状

致病性大肠杆菌引起食物中毒的症状可分为急性胃肠炎型和急性菌痢型两种。急性胃肠炎型多见于婴幼儿，潜伏期一般为 10~24 小时，最短 4 小时，最长 48 小时，主要症状为食欲不振、腹泻、呕吐；粪便伴黏液，但无脓血，发烧 38~40℃；重度脱水者可发生循环症状。另一类为急性菌痢型，主要症状为腹泻、腹痛、发热和里急后重，呕吐较少，黄色水样便伴有黏液脓血。病程一般 3~4 天，预后良好。

（四）预防措施

致病性大肠杆菌食物中毒的预防基本同沙门氏菌属食物中毒，但应注意以下三点。
（1）防止动物性食品被人群中带菌者以及带菌动物、污水、容器和用具等污染。
（2）防止发生生熟食品的交叉污染和熟食再污染。
（3）要做到低温保存熟食，食用时彻底加热。

三、变形杆菌食物中毒

（一）病原

变形杆菌属包括普通变形杆菌、奇异变形杆菌、摩根氏变形杆菌、雷极氏变形杆菌和无恒变形杆菌 5 种，前 3 种能引起食物中毒。变形杆菌抵抗力较弱，煮沸数分钟即死亡，55℃经 1 小时或在 1% 的苯酚中 30 分钟均可被杀灭。

（二）易引起中毒的食物和传染源

引起变形杆菌食物中毒的主要是动物性食品，以熟肉和内脏制品的冷盘最为常见，还有豆制品、凉拌菜和剩饭等。变形杆菌在自然界分布很广，人和动物的肠道中也经常存在。食物中的变形杆菌主要来自外界的污染。环境卫生不良、生熟交叉污染、食品保藏不当以及剩余饭菜食用前未充分加热，是引起中毒的主要原因。

（三）中毒症状

变形杆菌食物中毒的临床表现为三种类型，即急性胃肠炎型、过敏型和同时具有上述两种临床表现的混合型。急性胃肠炎型，潜伏期最短者为 2 小时，最长为 30 小时，一般 10~12 小时，病程 1~2 日，预后良好。过敏型潜伏期较短，一般 30 分钟至 2 小时，主要表现为面颊潮红、荨麻疹、醉酒感、头痛、发烧，病程 1~2 日。混合型中毒症状既有过敏型中毒症状，又有急性胃肠炎症状。

（四）预防措施

（1）必须按卫生操作规程进行。熟食品，如酱肉、熟肉、凉拌菜和剩饭剩菜要妥善保管，吃前要加热。

（2）凡接触过生肉和生内脏的容器、用具等要及时洗刷消毒，严格做到生熟分开，防止交叉污染。

（3）生肉、熟食及其他动物性食品，都要存放在 10℃以下环境中，防止高温环境使细菌大量繁殖。无冷藏设备时，也应尽量把食品放在阴凉通风处，存放时间不宜过长。

（4）肉类在加工烹调过程中应充分加热，烧熟煮透。剩饭剩菜和存放时间长的熟肉制品，在食用前必须回锅加热。

四、副溶血性弧菌食物中毒

（一）病原

副溶血性弧菌是一种嗜盐弧菌，在无盐的培养基中很难生长。在含食盐 3%~3.5%、温度 30~37℃时生长最好。该菌不耐热，80℃时 1 分钟即被杀死，对酸敏感，在稀释一倍的食醋中经 1 分钟即可死亡，但在实际调制食品时，可能需 10 分钟才能被杀死。

（二）易引起中毒的食物和传染源

副溶血性弧菌广泛生存于近岸海水、海鱼和贝类中，夏、秋季的海产品带菌率高达 90% 以上。因此海产品以及与其接触过的炊具、容器、操作台、菜刀和抹布等是该菌传染的主要来源。

引起副溶血性弧菌食物中毒的食品主要为海产品，如海鱼、海虾、海蟹和海蜇等。其他各种食品如熟肉类、腌制品、蔬菜色拉等，亦常因交叉污染而引起食物中毒。

（三）中毒症状

潜伏期短，一般为 10~18 小时，最短 3~5 小时，长者达 24~48 小时。主要症状为上腹部阵发性绞痛、呕吐、腹泻、发烧（37.5~39.5℃），腹泻有时为黏液便、黏血便，大多数经 2~4 天后恢复，少数出现虚脱状态，如不及时抢救会导致死亡。

（四）预防措施

（1）海产品的带菌率很高，是副溶血性弧菌的主要污染源。因此，在加工、运输、销售等各个环节中应严禁生熟混杂，防止海产品污染其他食品。

（2）食物在吃前必须被彻底加热，杀灭细菌。

（3）副溶血性弧菌在食醋中半小时即可死亡，生吃食品如凉拌菜、咸菜、酱菜等均需用食醋处理后再吃。

（4）控制细菌生长繁殖，做到鱼虾冷藏，鱼、虾和肉一定要烧熟煮透，防止里生外熟。蒸煮虾蟹时，一般在100℃时加热30分钟，低温保存的熟食吃前要再回锅加热，生吃海蜇时洗切后用醋浸泡10分钟，以杀灭副溶血性弧菌。

五、葡萄球菌肠毒素食物中毒

（一）病原

葡萄球菌是毒素型食物中毒菌。产生肠毒素的葡萄球菌可分为金黄色葡萄球菌和表皮葡萄球菌。实验证明，如果摄入葡萄球菌产生肠毒素，就能引起食物中毒。金黄色葡萄球菌在20~37℃环境中极易繁殖并能产生肠毒素。如果培养基中含有可分解的糖类，则有利于毒素的形成。

葡萄球菌和肠毒素耐热性很强，在100℃中加热2小时方能被破坏。用油加热到218~248℃，30分钟勉强失去活性，因此在一般烹调中不能完全被破坏。

（二）易引起中毒的食物和传染源

易由葡萄球菌肠毒素引起中毒的食品主要是剩饭、凉糕、奶油糕点、牛奶及其制品、熟肉类和米酒等。

葡萄球菌的传染源主要是人和动物。例如，化脓性皮肤病或急性呼吸道感染以及口腔、鼻、咽炎等患者，患有乳腺炎的乳牛的奶及其制品，正常人亦常为这类菌的带菌者。此外，葡萄球菌广泛分布在自然界，食品受污染的机会很多。被污染的食品若处于31~37℃，那么该菌在几小时之内即可产生足以引起中毒的肠毒素。

（三）中毒症状

潜伏期短，在1~6小时内即发急病，首先唾液分泌增加，出现恶心、呕吐、腹痛、水样性腹泻，吐比泻重，不发热或仅微热，恶心和呕吐为必然发生症状，有时呕吐物中含有胆汁、血液和黏液。病程较短，1~2天即可恢复，预后良好。

（四）预防措施

（1）防止污染，对饮食加工、制作、销售人员要定期进行健康检查，发现有以上情况患者，应暂时调换工作，及早治疗；加强对奶牛、奶羊的健康检查，牛、羊在患乳房炎未愈前，所产的奶不得食用。

（2）低温保藏食品，缩短存放时间，控制细菌繁殖和肠毒素的形成。

（3）剩饭剩菜除低温保存外，以不过夜最好，放置时间不应超过6小时。

（4）剩饭和被污染的食品要彻底加热，一般加热100℃经2小时30分钟才能有效。如严重污染且有不良气味者不能被食用。

六、肉毒梭状芽孢杆菌毒素食物中毒

（一）病原

这是由肉毒梭状芽孢杆菌毒素引起的一种严重的食物中毒。

肉毒梭状芽孢杆菌，为专性厌氧菌，可产生芽孢。在无氧、20℃以上和适宜的营养物质条件下可大量繁殖，并产生一种以神经毒性为特征的、强烈的毒素，即肉毒毒素。肉毒毒素根据毒素抗原结构的不同，可分为 A、B、C、D、E、F、G 七种类型。人类肉毒中毒主要由 A、B 型及 E 型引起，少数由 F、G 型引起，C、D 型肉毒毒素主要引起动物疾病。

肉毒毒素不耐热，各型毒素 80℃加热 30 分钟即可被破坏。菌体耐热性也不强，80℃加热 20 分钟可被杀死。但其芽孢耐热性很强，特别是 A、B 型菌的芽孢，需被100℃湿热高温经 6 小时才多数死亡。

（二）易引起中毒的食物和传染源

肉毒中毒一年四季都可发生，以冬春季为最多。世界各地均有发生，但不是经常发生，其发生常与特殊的饮食习惯有密切关系。在我国多发地区引起中毒的食品大多数是家庭自制的发酵食品，例如，臭豆腐、豆豉、豆酱和制造面酱的一种中间产物——玉米糊等。这些发酵食品所用的原料（如豆类）常带有该菌，且其发酵过程往往是在封闭的容器中和高温环境中进行，为芽孢的生长繁殖和产毒提供了适宜的条件，因而易引起中毒。在国外，传染源以家庭自制的各种罐头食品、熏制食品或腌制品为主。

肉毒梭状芽孢杆菌广泛存在于外界环境中，在土壤、地表水、蔬菜、粮食、豆类、鱼肠内容物以及海泥中均可被发现，其中土壤是该菌的主要来源。各种食品的原料如果受到土壤梭菌的污染，且加热不彻底使芽孢残存，肉毒梭状芽孢杆菌就会在无氧条件下生长繁殖，产生毒素。

（三）中毒症状

潜伏期一般 2~10 天，最短 6 小时，最长 60 天，其长短与食入毒素量有密切关系。潜伏期越短死亡率越高。中毒症状为全身乏力、头痛、头晕等，继之或突然出现特异性神经麻痹，眼睛视力降低、复视、眼睑下垂、瞳孔放大，相继引起口渴、舌短、失言、下咽困难、声哑、四肢运动麻痹。患者体温正常，意识清楚。病人经治疗可于4~10 天后缓慢恢复，一般无后遗症。重症可因呼吸麻痹、尿闭而死亡，且患者死亡率极高。

（四）预防措施

（1）防止土壤对食品的污染，当制作易引起中毒的食品时，原料要充分洗净。

（2）生产罐头和瓶装食品时，除建立严格合理的卫生制度外，要严格执行灭菌的操作规程。顶部有鼓起或破裂的罐头一般不能食用。

（3）可疑食品在食用前要将其彻底加热，以保安全。

第三节　非细菌性食物中毒

非细菌性食物中毒指有毒动物性食品中毒、有毒植物性食物中毒或化学毒物引起的食物中毒。某些动植物中含有某种天然的有毒成分，由于外观形态与无毒品种相似，易被误食；也有食入因加工不当、未除去有毒成分的某些动植物而引起的中毒，如河豚、毒蕈等。化学毒物引起的食物中毒，主要指食用一些被有毒的金属、非金属及其化合物，以及农药和亚硝酸盐等化学物质污染的食物后引起的食物中毒。非细菌性食物中毒范围较广，危害性较大，有的死亡率较高，如河豚中毒，因此，要加强预防措施，防止此类食物中毒的发生。

一、有毒动物食物中毒

（一）河豚中毒

河豚又名鲀、气泡鱼，属鲀形目。河豚是一种味道鲜美但含有剧毒的鱼类。河豚品种甚多，我国的河豚种类有 40 多种，在我国各大海区都有分布，其中东方鲀分布较为广泛。

1. 河豚特征

该鱼体浑圆，头、胸部大，腹尾部小，背上有鲜艳的斑纹或色彩，体表无鳞，光滑或有细刺，有四颗明显的门牙；在不利的环境下腹部能鼓气（见图 7-1）。

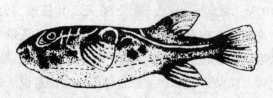

图 7-1　河豚下腹部鼓气

河豚体内含有的毒素是河豚毒素，其含毒力的强弱因鱼的品种、部位、性别、季节不同而有差别。河豚的卵巢和肝脏毒性最强，其次为肾脏、血液、眼睛、鳃和皮肤，肌肉一般无毒，但若鱼死后较久，内脏毒素可渗入肌肉内，仍不可忽视。个别种类的肌肉亦有毒。肝脏和卵巢的毒性在每年的春季卵巢发育期毒性最强，6~7 月产卵后毒性可减弱一半。

河豚毒素是一种很强的神经毒素，在 pH 值 3 以下和 pH 值 7 以上时不稳定，用 4% 氢氧化钠处理 20 分钟后可实现无毒化，一般的物理性处理方法不易破坏毒素，如盐腌、日晒、加热烧煮等方法都不能解毒。据报道，0.5 毫克的河豚毒素就可毒死一个体重 70 公斤的人。

2. 中毒症状

发病急速剧烈，潜伏期一般为 10 分钟至 3 小时，病人首先感觉手指、唇和舌有刺痛，随后出现胃肠症状，恶心、呕吐、腹痛，全身无力、发冷，口唇、指尖和肢端处知觉出现麻痹，接着四肢肌肉麻痹，逐渐失去运动能力，以致呈瘫痪状态，以后言语不清，瞳孔散大，意识不清，呼吸困难，血压、体温下降，最后死于呼吸衰竭。病死率为 40%~60%。

3. 预防措施

首先应从产销上严加控制，凡在渔业生产中捕得的河豚不得私自出售、赠送或食用。市场出售的海杂鱼，应先仔细挑拣。严防河豚流入市场；水产购销部门应将收购的河豚调送到指定单位处理。其次，应向群众加强卫生宣传，说明其危害性，打消其侥幸心理，并让群众能识别其形状，以防误食中毒。

（二）鱼类引起的组胺中毒

食用鱼类而引起的组胺中毒，国内外都有报告。中毒的发生主要是由于鱼类中含有一定数量的组胺及腐败胺类物质，同时也与个人的过敏性体质有关，因此食用鱼类引起的组胺中毒也是一种过敏性食物中毒。

1. 中毒原因

组胺是鱼的游离组氨酸在组氨脱羧酶的作用下被脱羧而形成的。青皮红肉的鱼类肌肉中含有较多的血红蛋白，因此组氨酸含量也较高，当它们受到富含组氨脱羧酶的细菌污染后，在适宜的环境条件下，组氨酸就被大量脱羧从而产生大量的组胺。最适合于组氨酸分解形成组胺的条件是：温度 15~37℃，有氧，弱酸性（pH 值 6.0~6.2），渗透压不高（盐分含量 3%~5%）。青皮红肉的鱼类品种较多，如鲐鱼（又名青花鱼）、鲣鱼、鲔鱼、金枪鱼、鲱鱼、沙丁鱼、秋刀鱼、竹荚鱼等。其中毒量是：每千克体重约为 1.5 毫克。

2. 中毒症状

组胺中毒发病快、恢复快。潜伏期为数分钟至数小时，症状表现为面部、胸部及全身皮肤潮红，眼结膜充血，视力模糊，脸浮肿、唇水肿，并伴有头痛、头晕、心悸、呼吸频数增加；有时还出现荨麻疹、喉烧灼感等，个别可出现哮喘、晕厥。体温一般不升高，患者多在 1~2 日内恢复，预后良好。

3. 预防措施

（1）购青皮红肉的鱼类时，应特别注意选择高度新鲜者，并及时烧煮，或用重盐劈背腌存，盐量不要低于 25%，切勿淡腌存放后再烧煮。

（2）烹调前可将鱼体彻底刷洗，鱼切两半后用冷流水浸泡，去除头、内脏及血块。烹调时加入雪里蕻或山楂（鱼类重量的 5%），然后进行清蒸或红烧，可使鱼中的组胺下降 65%。组胺是碱性物质，加醋少许也可降低其毒性。

（三）麻痹性贝中毒

贝类，属软体动物，本身无毒，主要是由于贝类摄取了有毒的藻类，而人类又食用了有毒的贝类引起中毒。世界沿海国家常有贝中毒的报告，我国近年来在浙江、广东等地也有麻痹性贝中毒的报告，应引起注意。

1. 中毒原因

有毒贝类含有石房蛤毒素，为白色，易溶于水，耐热，易被胃肠道吸收。人经口致死量为 0.54~0.9 毫克。对动物也有同样的麻痹作用，主要是阻断神经和骨骼肌细胞神经冲动的传导。

2. 中毒症状

潜伏期数分钟至 20 分钟，最长不超过 4 小时。最初口唇、舌、指尖麻木，继而腿、臂和颈部无力，头晕、头痛和步态不稳等，伴有呕吐和腹痛腹泻等消化道症状。严重者可出现呼吸麻痹而死亡，死亡率为 5%~18%，如 24 小时免于死亡者则预后良好。

3. 预防措施

（1）加强卫生宣传教育工作，使沿海地区居民认识到贝中毒的危险性。

（2）5 月至 10 月在有毒藻类存在的海域进行检测，石房蛤毒素不应超过 80 微克/100克，方可捕捞。

（3）贝类食用前应清洗漂养，制作前除去贝的肝脏和胰脏，烹调时采取水煮捞肉弃汤的办法，使摄入量降到最低。

二、有毒植物食物中毒

（一）毒蕈中毒

蕈类又称蘑菇或蕈子，属真菌植物，通常分为食蕈、条件可食蕈和毒蕈三类。食蕈味道鲜美，有一定营养价值；条件可食蕈是须加热、水洗或晒干等处理后方可安全食用的蕈类；毒蕈是本身含有毒生物碱，食后引起中毒的蕈类。我国食蕈有 300 余种，毒蕈 80 余种，其中含有能致死的剧毒 10 余种，部分可见表 7-1。

表 7-1 几种常见毒蕈的毒性和分布

名　　称	有毒成分	毒性表现	主要分布
毒伞（白毒伞、鳞柄白毒伞）	毒伞七肽及毒伞十肽	原浆毒症状	江苏、安徽、广东、广西、河北、吉林、江西、河南、四川等
盔孢菌属	毒伞十肽	原浆毒症状	四川等
褐鳞小伞	毒伞十肽等	原浆毒症状	北京、江苏、青海等
马鞍菌属	马鞍菌素	原浆毒症状	黑龙江、吉林、河北等
毒蝇伞	毒蝇碱、鹅膏蕈氨酸、毒蝇母	神经毒症状	黑龙江、吉林、四川等
裂丝盖伞	毒蝇碱等	神经毒症状	华北、湖北、江苏一带
花褶伞	裸盖菇素	幻觉等精神症状	河北、湖北、浙江、四川、青海、海南等
橘黄裸伞	幻觉原	—	黑龙江、福建、广西、云南等地

1. 中毒原因

蕈品种多，有毒无毒没有一定规律，难以鉴别，易误食中毒。毒蕈种类不同，所含的毒物质也不相同，按毒素性质分为胃肠毒、细胞原浆毒和神经毒三类。

2. 中毒症状

（1）胃肠毒。此类毒蕈含有类树脂物质。中毒后表现为恶心、呕吐、腹痛和腹泻等胃肠道症状，无生命危险。

（2）细胞原浆毒。是指能使体内大部分器官发生细胞变性的毒物，多为毒肽类，主要引起溶血现象，常出现黄疸、贫血、血尿、尿闭、惊厥和昏迷等症状。

（3）神经毒。指毒蕈中的毒蝇碱、色胺取代物和幻觉原等，主要会使副交感神经兴奋，常出现流涎、流泪、多汗和瞳孔缩小等。

3. 预防措施

（1）不要轻信民间一般鉴别毒蕈和解毒去毒的简单方法，凡识别不清或过去未曾食用的新品种，必须经有关部门鉴定确认无毒后方可食用。

（2）掌握一般识别方法。毒蕈的一般特征是蕈盖色泽美丽，或呈黏土色，表面黏脆；蕈柄上有毒环、蕈托；多生于腐物或粪肥上；破碎后显著变色；煮时可使银器、大蒜和米饭变黑等。

（3）干燥后可以食用蕈种，应明确规定处理方法。如马鞍蕈要干燥 2~3 周方可食用。或鲜蕈必须在沸水中煮 5~7 分钟，弃汁后方可制作菜肴。

（4）在采购食用蕈类时要加强检查验收，以免混入毒蕈。

（二）含氰苷植物中毒

1. 中毒原因

引起含有氰苷食物中毒的往往是杏、桃、李、枇杷等果实的核仁和木薯。苦杏仁以及其他核仁中的氰苷为苦杏仁苷，苦杏仁苷在苦杏仁中的含量比甜杏仁高 20~30 倍。木薯和亚麻籽中含有的氰苷为亚麻苦苷。

2. 中毒症状

氰苷被摄入体内，经酶的作用水解后产生氢氰酸，经胃黏膜吸收而引起中毒。氢氰酸是一种活性高、毒性大、作用快的细胞原浆毒。氢氰酸被胃黏膜吸入后，氰离子与细胞色素氧化酶的铁结合，阻止此酶递送氧的作用，使细胞的呼吸不能正常进行，机体组织陷入缺氧窒息状态。氢氰酸还可损害呼吸中枢及血管运动中枢，使之麻痹，最后导致死亡。苦杏仁中毒的潜伏期为 0.5~5 小时，多数为 1~2 小时；木薯中毒的潜伏期为 1~12 小时，一般为 6~9 小时。中毒时，首先自觉口中苦涩、流涎、头晕、头痛、恶心、呕吐、心悸、全身无力等。重症者感到胸闷，并有不同程度的呼吸困难。严重者意识不清、昏迷、四肢冰冷、意识丧失、眼球呆视、瞳孔散大、牙关紧闭、全身痉挛，最后呼吸麻痹或心跳停止。典型病人可见嘴唇、指甲呈樱红色。

3. 预防措施

最根本的是不要生吃苦杏仁。由于氢氰酸遇热挥发，因此在进食杏仁前应充分加热，并敞开锅盖使其挥发失去毒性；苦杏仁经反复用水泡炒熟后亦可去毒。杏仁茶是将杏仁磨成浆再煮熟而制成的，加热可使食物中水解氰苷的酶失活，所以苦杏仁茶很少使人中毒。

预防木薯中毒，首先应选用产量高、毒性低的品种和改良种植方法。其次，木薯必须加工去毒后方可食用。木薯加工去毒的方法主要是去皮、水浸、煮熟。蒸煮木薯时，可将锅盖打开，使氢氰酸蒸发掉。

（三）发芽马铃薯中毒

1. 中毒原因

马铃薯贮藏不当易导致其发芽或部分表皮变黑绿，食用此类马铃薯后易发生中毒。其有毒成分是龙葵碱。一般的马铃薯中含有 0.005%~0.01% 的龙葵碱，当马铃薯发芽后，其幼芽眼部分的龙葵碱含量可达 0.3%~0.5%，一般其含量达 0.2%~0.4% 或以上时，就有发生中毒的可能。

2. 中毒症状

龙葵碱主要刺激胃肠黏膜和对呼吸中枢有麻痹作用，并能引起脑水肿、充血。此外，对红细胞有溶血作用。中毒表现为：潜伏期为 0.5~3 小时，患者咽喉有抓痒感及烧灼感，胃部灼痛及胃肠炎症状，可有头痛、头晕、轻度意识障碍、呼吸困难，重症可因心脏衰竭、呼吸中枢麻痹而死。

3. 预防措施

首先要将马铃薯贮藏在阴凉干燥处，以防发芽；生芽较少的马铃薯，应挖去芽、芽眼及芽眼周围的组织，去皮煮熟烧透；发芽的马铃薯不宜炒丝或炒片；烹调时也可加少许醋，以破坏龙葵碱毒素。

（四）菜豆中毒

菜豆，又称为豆角、芸豆、梅豆角、四季豆，是人们经常食用的蔬菜，但烹调时未将其完全煮熟，食后就有引起中毒的可能。

1. 中毒原因

近年来认为菜豆中含皂素（皂甙）毒蛋白和血球凝集素。血球凝集素具有凝集红细胞的作用，该毒素经长时间煮沸后则可被破坏。

2. 中毒症状

菜豆中毒潜伏期一般为 2~4 小时，短则一小时，长则达十几小时；患者多恶心、呕吐、腹痛、腹泻、头晕、头痛，少数人胸闷、心慌、出冷汗、手脚发冷、四肢麻木等；患者体温正常、恢复快，大多可在 24 小时内恢复。预后良好。

3. 预防措施

菜豆在烹调时，不宜水焯后凉拌，炒食则不要过于贪图脆嫩，应充分加热，烧熟煮透，以便破坏其中的毒素。

（五）鲜黄花菜中毒

一般食用干品黄花菜不会引起中毒，如食用不经处理的鲜黄花菜，可引起中毒。

1. 中毒原因

鲜黄花菜中含有秋水仙碱，是易使人中毒的主要物质，常由于烹调时未经处理而造成，多发生在以鲜黄花菜大锅炒食者。但也有人认为，是由于一种开"红花"的黄花菜而致中毒。

2. 中毒症状

一般食后 0.5~4 小时发病。轻者上腹不适，恶心、呕吐；重者腹痛、腹胀、腹泻。有的中毒者有发冷发热、口渴、耳鸣和麻木等现象。

3. 预防措施

（1）不吃腐烂变质的鲜黄花菜，最好食用干品。

（2）吃鲜黄花菜时先去掉长柄，用开水烫过，再用冷水浸泡，然后与其他蔬菜或肉食搭配制作，避免单炒食黄花菜；吃时要控制摄入量，避免食入过多而中毒。

（3）制作黄花菜必须彻底加热，烫泡过鲜黄花菜的水不能用来做汤，必须丢弃。

（六）莽草子中毒

莽草子外形与调味用的八角茴香极相似，但有毒。

1. 中毒原因

误将莽草子当八角茴香烹制食品食用。

2. 中毒症状

主要症状为恶心、呕吐、腹痛、昏迷、惊厥；轻者肢体抽搐；重者脚弓反张，最后因呼吸麻痹而死。

3. 预防措施

加强宣传教育，掌握识别莽草子的知识，防止误食。八角茴香与莽草子的鉴别，见表7-2和图7-2。

表7-2　八角茴香与莽草子的鉴别

项　目	八　角　茴　香	莽　草　子
菁葖果腹面	皱缩较少	皱缩较多
菁葖果顶端	尖端平直，或向上微钩	尖端向下直钩
果　柄	粗壮，长3~4厘米，弯如手杖	较短，只有1厘米左右平直或微曲如弧
果　嗅	似茴香	似花露水或樟脑气
果　色	红棕色	灰红棕色
果　味	似小茴香而略甜	不甜，略苦

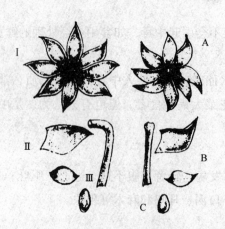

图7-2　八角茴香与莽草子

Ⅰ八角茴香全形　Ⅱ八角茴香心皮　Ⅲ八角茴香果柄
A.莽草子全形　B.莽草子心皮　C.莽草子果柄

（七）亚硝酸盐中毒

硝酸盐广泛分布在各种食物中，在一定的条件下，硝酸盐可以被细菌还原为亚硝酸盐。食物中亚硝酸盐大量集聚则可引起中毒。纯亚硝酸盐的中毒剂量为 0.3~0.5 克，致死量为 3 克。

1. 中毒原因

（1）食用了含有大量亚硝酸盐的蔬菜。许多蔬菜，如芹菜、韭菜、菠菜、小白菜、莴苣和萝卜等都含有较多的硝酸盐，如果存放温度较高，时间过长，硝酸盐在酸盐还原菌的作用下还原为亚硝酸盐，从而使食物中的亚硝酸盐含量增高。蔬菜在腌制过程中，最初 2~4 天亚硝酸盐含量增加，7~8 天最高，9 天后趋于下降。变质腌菜含量更高。烹调后的熟菜，存放在不洁的容器中，如温度较高，存放过久，亚硝酸盐也可增高。

（2）食品加工时，常用硝酸盐或亚硝酸盐作为鱼、肉腌制品的发色剂，如用量过多，则可引起中毒。

（3）误将亚硝酸盐作为食盐、发酵粉等加入到食物中，从而导致食物中毒。

此外，个别地区的井水中，硝酸盐和亚硝酸盐含量较多（一般为苦井水），如用这种水煮粥，在不卫生条件下存放过久，细菌作用会将硝酸盐转化为亚硝酸盐，使亚硝酸盐含量更多，也可引起中毒。

2. 中毒症状

中毒表现为口唇、指甲及全身皮肤出现绀紫颜色等组织缺氧的表现，并有头晕、头痛、乏力、心跳加快、嗜睡、烦躁不安、呼吸困难、恶心、呕吐、腹痛和腹泻等症状，严重者可致死。

3. 预防措施

主要方法是蔬菜要注意保鲜，避免长时间在高温下堆放；腌菜必须腌透才能食用；肉类制品应按规定范围和剂量使用发色剂；加强对亚硝酸盐和硝酸盐的管理，以防误食。

三、化学毒物引起的食物中毒

（一）砷化物中毒

砷的化合物一般都有剧毒。常见的砷化物为三氧化二砷（俗称砒霜、白砒、信石），纯品为白色粉末、无臭无味。

1. 中毒原因

（1）食品加工时，使用含砷过高的原料和添加剂。如不纯的色素、盐酸和碱等，都可使食品中的砷含量增高。

（2）误食含砷农药拌种的粮食、毒饵、喷洒过量砷剂农药的蔬菜和含砷农药毒死的畜禽。

（3）通过容器和包装材料混入食品，如装过含砷农药的容器盛放食品。

（4）将含砷化合物与面粉、食碱、发酵粉和食盐等存放在一起，易使人混淆误食而发生中毒。

2. 中毒症状

主要为口内出现金属味和烧灼感，恶心、呕吐，甚至可吐出胆汁和血液，心窝有烧灼感，腹痛、腹泻，大便呈米汤样，有时混有血，人体很快会出现极度衰竭。

3. 预防措施

食品加工过程中使用的食品添加剂必须符合卫生质量要求；农药和含砷杀虫药要妥善保管，严禁食用被含砷农药毒死的畜禽；禁止使用装过含砷农药的容器盛放粮食和其他食品。

（二）铅中毒

铅应用范围广泛，除了工业、农药等方面使用外，盛装食品的不少器皿，如搪瓷、陶器、锡酒壶等都含有一定的铅，因此，易于污染食品。

1. 中毒原因

食品在烹制、存放、保管等过程中长期接触锡合金的物品或含铅量高的锡焊接物品，如锡酒壶、茶壶、冰棍模子、白铁桶、管子及马口铁罐头盒等；因陶器或搪瓷的釉料中加入氧化铅或含铅的染料，也易被食品中的弱酸溶出污染食物。

铅中毒量为 0.04 克，致死量约 20 克；每日进入人体的铅超过 1 毫克即有害，长期食用低铅量食物可引起慢性中毒。

2. 中毒症状

铅中毒分急性中毒和慢性中毒。急性中毒常表现为口有金属味、流涎、恶心、呕吐、阵发性腹绞痛、便秘或腹泻、皮肤苍白、出冷汗、气喘、虚脱和昏迷等；慢性中毒，除上述的恶心、口有金属味、腹泻外，主要出现贫血、消瘦、齿龈蓝色"铅线"、腹绞痛和手腕下垂等症状。

3. 预防措施

（1）避免使用含铅量高的容器、工具等作为餐饮用具，不用含铅高的锡焊接的物品。

（2）控制食品原料的含铅量，必须在国家规定标准允许量以下。

（三）锌中毒

锌是蓝白色的金属，不溶于水而溶于酸。醋酸、柠檬酸等有机酸对锌的溶解度相当大，溶解后的锌混入食品中，吃了这种食品就有中毒的可能。锌的中毒剂量是0.2~0.4克。

1. 中毒原因

由于用镀锌铁容器煮制或盛装酸性的食物和饮料，如用镀锌白铁桶放柠檬果汁、酸梅汤、酸牛奶、醋拌凉菜或菜汤等。放置时间越长，含锌量就越多；食物的酸性越大，含量也越大（见表7-3）。

另外，误食大量的可溶性锌盐（如氯化锌、硫酸锌等）也可引起中毒。

表7-3 几种液体放置在镀锌铁容器里的含锌量

毫克/升

种　　类	放置 17 小时后	放置 41 小时后
自来水	5	21
蒸馏水	9	27
汽水	193	281
牛奶	438	1 054
橘子汁	530	854
柠檬汁	1 411	2 700

2. 中毒症状

主要为恶心、呕吐、腹痛、腹泻等消化道症状。

3. 预防措施

不要用镀锌容器盛放、煮制、加工酸性食物，并做好锌化物的保管工作。

（四）有机磷农药中毒

有机磷农药主要指美曲膦酯等有机磷杀虫剂。患者常因食用了被污染的蔬菜、水果等中毒。有机磷农药是一种神经毒，发病快，病情较重，因此要采取有效措施来预防此类食物中毒的发生。

1. 中毒原因

（1）食用了喷洒有机磷农药的蔬菜、水果。

（2）食用了被有机磷农药污染的大米、小米、玉米及麦粉等粮食作物。

（3）误用装过有机磷农药的瓶子盛装油、酱油、醋等调味品，人因食用了这些调料而中毒。

2. 中毒症状

有机磷中毒的潜伏期一般为10分钟到2个小时。主要表现为头痛、呕吐、恶心以及流涎、视物模糊、抽搐、瞳孔缩小、肌肉震颤等症状。

3. 预防措施

（1）发现中毒病人要尽快送医院催吐、洗胃、用特效药化解等。

（2）严禁在采摘食用蔬菜、水果前喷洒有机磷农药；喷洒过有机磷农药的食品不能食用。

（3）严禁各种食物同有机磷农药存放在一起，以防污染，要做到专库管理。

（4）加强有机磷农药的宣传，使使用此类农药的客户了解其毒性及防治办法。

（五）毒鼠强食物中毒

毒鼠强又名没鼠命、四二四，属于我国禁止生产、销售的杀虫剂和灭鼠剂，中毒快、毒性强，对人体危害大，要加强预防。

1. 中毒原因

（1）误食了被毒鼠强毒死的家畜、家禽等的肉食品。

（2）误食了用毒鼠强制作的毒饵。

（3）误食了被毒鼠强污染的食物及饮水。

2. 中毒症状

（1）潜伏期短，一般最短 10 分钟、最长 10 小时发病。

（2）最初有头痛、头晕、恶心、呕吐、乏力、胸闷、心悸等。

（3）严重者有突然晕倒、全身抽搐、口吐白沫、大小便失禁、意识丧失等。

（4）化验检查血、尿及呕吐物中可检出毒鼠强。

3. 预防措施

（1）及早送医院抢救治疗，主要是通过洗胃、导泻等方法排出毒物以及控制抽搐等。

（2）严禁生产、销售和使用毒鼠强，加强监管力度，坚决取缔无照销售灭鼠药商贩。

（3）加强饮食卫生管理，饭店餐饮部门严禁制作销售死畜、死禽的肉制品，防止误食中毒。

第四节　真菌性食物中毒

近年来，真菌及其毒素对食品的污染日益引起人们的重视。我国的大量科学资料表明，食品被霉菌毒素污染了以后，经食用后可致癌、致畸和致突变，甚至可遗传给下一代，严重危害人体健康。因此，防止霉菌毒素食物中毒十分重要。

一、黄曲霉毒素食物中毒

黄曲霉毒素是黄曲霉和寄生曲霉的代谢物，它可产生十余种毒素，主要寄生于粮食和油料作物中。中毒后可使人患肝癌，是危害人类健康较严重的曲霉菌类之一。

（一）中毒原因

食用了被黄曲霉毒素污染的粮食及油料作物，如花生、花生油、玉米、大米和棉籽等，此外，还有核桃、杏仁、牛奶及其制品、肝、干鱼和咸鱼以及霉变干辣椒。

（二）中毒症状

（1）急性毒性。根据试验测定，黄曲霉毒素属于剧毒物质，毒性很强，主要侵入肝脏，可导致肝实质细胞坏死、胆管增生和肝出血等症。

（2）慢性毒性。当持续性摄入黄曲霉毒素时，可致慢性中毒。此类中毒比急性危害更大，常造成动物生长障碍，肝脏出现急性或慢性损伤，肝功能异常，肝实质细胞坏死，形成再生结节。轻者可致肝硬化，重者致肝癌。

（3）致癌性。黄曲霉毒素是目前发现最强的致癌物质。除长期慢性作用可诱发癌症外，还有所谓一次"冲击量"致癌。黄曲霉毒素不仅致肝癌，而且对其他部位也有致癌作用，如胃腺癌、肾癌、直肠癌以及乳腺、卵巢和小肠等部位的肿瘤等。

（三）预防措施

防止食品受黄曲霉菌及其毒素的污染，是预防黄曲霉毒素中毒的主要措施。因此，要加强对食品的防霉去毒工作。

1. 防止食品霉变

主要是控制温度和湿度，即控制粮食、油料和其他食品中的水分及食品储存库的湿度和温度。一般粮食含水量在 13% 以下，玉米 12.5% 以下，花生 8% 以下，霉菌不易繁殖，因此为安全水分。

粮食储存库要清洁干燥、低温。根据粮温、库温及湿度采取降温、降湿措施。较大粮库应装有通风设备。

2. 去毒

粮食已被黄曲霉菌污染并产生毒素后，应设法将毒素清除或破坏。据目前研究，可用物理、化学或生物学的方法去毒或将毒素破坏。

（1）挑选霉粒法。因黄曲霉毒素在食品中分布很不均匀，常集中在破损、皱皮、变色和虫蛀的颗粒中，如将这些颗粒拣出，则可使粮食含毒量大为降低。国内曾在花生仁及玉米粒上试用，去毒效果良好。

（2）碾轧加工法。一般适用于受污染的大米。因毒素以米糠含量高，因此，通过碾轧去糠，是减少米中毒素的有效方法。玉米中有 54%~72% 的毒素集中在谷皮及胚芽中，如碾去谷皮和取出胚芽，则可除去大部分毒素；或将玉米先用水浸泡，再碾轧去毒效果更好。

（3）加碱去毒法。油料种子污染黄曲霉毒素后，榨出的油中也含有一定量毒素，一般可用碱炼法去毒。因黄曲霉毒素在碱性条件下其结构中的内酯环会形成豆素钠盐，此物溶于水，所以加碱后再用水洗即可将毒除去。加碱水洗法可使油中黄曲霉毒素降至标准含量以下，但水洗液和沉下油泥中含有大量毒素，必须妥善处理。

（4）物理吸附法。给含毒植物油中加入活性白陶土或活性炭吸附剂，随后搅拌、静置，毒素可被吸附而除去。例如，加入 1.5% 的白陶土后可使植物油中黄曲霉毒素的含量从原来的 100 微克 / 千克降至 10 微克 / 千克。

（5）加水搓洗法。在淘洗大米时用手搓洗，随水倾去悬浮物，如此反复 5~6 次，直至水洗液澄清为止，蒸煮熟后可除去大部分毒素。

二、赤霉病麦食物中毒

这是粮食作物的一种重要病害。除造成大麦、小麦大量减产外，也可使人类、牲畜误食而中毒。麦类和玉米常感染此病。

（一）中毒原因

赤霉病麦是由禾谷镰刀菌所致，主要发生在小麦、大麦、玉米、稻米、甘薯和蚕豆等农作物，其繁殖的适宜温度为 16~24℃，相对湿度为 85%。赤霉病麦呈灰红色，谷皮皱缩，并有胚芽发红等特征。

禾谷镰刀菌可产生两种毒素：一是具有呕吐作用的赤霉病麦毒素，二是具有雌性激素作用的玉米霉烯酮，但以前者为主。

（二）中毒症状

食入赤霉病麦后 10~30 分钟发病。轻者有头昏和腹胀症状，年老体弱、幼儿或食入量较大者，可出现恶心、眩晕、腹痛、呕吐、全身乏力现象，少数伴有腹泻、流涎、颜面潮红和头痛等，持续约 2 小时后除乏力外，其他症状可自行消失。食入量过大者可出现呼吸、脉搏、体温及血压等轻度波动，但不危及生命。

（三）预防措施

1. 粮食贮藏时注重防霉

谷物收获时应及时脱粒、晒干或烘干入库，仓库的粮食要勤翻晒，注意通风，其水分应控制在11%~13%。

2. 降低粮食中病麦和毒素

（1）用正常麦粒与病麦混合，将毒素稀释。

（2）用1∶18的盐水分离小麦，一般病麦粒会上浮，可将上浮麦除去。

（3）赤霉病麦的毒素主要集中在麦粒外层，可将病麦磨精白粉，除去麦麸。

（4）清水浸出法或石灰水浸出法，去毒。

（5）将病麦发酵制成酒、醋或酱油，可去毒。

📖 本章小结

正常情况下，食物并不具有毒性，但在某些特殊情况下，食物会有毒。如食品被某些致病性微生物污染，并在适宜条件下急剧繁殖，以致食物中存在大量活菌及毒素；有毒化学物质混入食物，直到引起中毒的剂量；动植物本身有毒或因贮存不当而产生有毒成分，导致人食物中毒。

❓ 思考与练习

一、单选题

1. 沙门氏菌大量繁殖的温度是（   ）。

A. 10~15℃   B. 18~20℃   C. 21~30℃

2. 河豚体内使人中毒的毒素是（   ）。

A. 神经毒素   B. 组胺毒素   C. 溶组织酶毒素

3. 发芽的马铃薯使人中毒的物质是（   ）。

A. 胃肠毒素   B. 秋水仙碱   C. 龙葵碱

二、问答题

1. 什么是食物中毒？食物中毒有什么特点？造成食物中毒的主要原因有哪些？

2. 引起沙门氏菌属中毒的常见食品有哪些？如何预防？

3. 常引起变形杆菌食物中毒的细菌有哪些？怎样预防？

4. 鱼类组胺形成的条件是什么？如何预防？

5. 叙述菜豆、发芽马铃薯、鲜黄花菜中毒的原因和预防措施。

三、论述题

如果你是饭店餐饮部经理，饭店发生了食物中毒，你如何实施紧急处理？

四、分析题

有一旅游团 20 人，在饭店吃了晚饭（炒肉片、酱肚、烧豆腐、香菇青菜、米饭、馒头、西红柿蛋汤）3 个小时后陆续有 12 人出现恶心、呕吐、腹痛、面颊潮红、头痛、全身发痒、全身起荨麻疹等症状，饭店及时将病人送医院治疗，并启动了预防食物中毒预案。

1. 你认为这些人是什么食物中毒？可能是由哪种食物引起的？
2. 应采取什么样的措施预防食物中毒的再次发生？

第8章 食品卫生管理

👉 **学习重点**

- 餐厅、酒吧、宴会和食品销售过程中的卫生管理
- 对餐饮业从业人员的卫生管理
- 食品安全生产、加工制作等环节的质量控制和卫生监督

第一节 餐厅卫生

餐厅是餐饮消费服务的场所。清洁、卫生的餐厅，能保证食品的卫生质量；相反，不洁的销售环境，能污染食物，易将病原体带入人体，使人患病，严重可危及生命。所以，加强餐厅的卫生管理具有重大意义。

一、餐厅在建筑上的卫生要求

（1）餐厅周围不能有厕所、垃圾堆和污水坑等苍蝇滋生地，如需要时，必须备水厕。

（2）设防鼠设备。餐厅房屋墙基应深入地下1米，墙下通气孔应有铁丝网，网孔不得大于1厘米。

（3）设防蝇设备。餐厅要设纱门、纱窗。纱门应向外开，最好是弹簧门，可自动关闭。

（4）餐厅要光亮、宽敞和干燥，厅内布置要幽雅美观、色调和谐，给进餐者创造一个舒适、清洁、愉快的环境。

（5）厨房应和餐厅相连，但要加强管理，严禁进餐人员进入厨房。

二、餐厅的基本卫生要求

（一）餐厅、宴会厅温度

（1）一级餐厅（宴会厅）夏季 24~26℃，冬季 20~24℃。

（2）二、三级餐厅夏季 24~26℃，冬季 20~24℃。

（3）四级餐厅夏季 25~28℃，冬季 20~24℃。

（二）餐厅的相对湿度

（1）一级餐厅（宴会厅）夏季 55%~65%，冬季 40%~50%。

（2）二、三级餐厅夏天 65%，冬天 30%。

（三）餐厅、宴会厅的噪声

（1）一级餐厅（宴会厅）35 分贝以下。

（2）二、三级餐厅 40 分贝以下。

（3）四级餐厅 50 分贝以下。

（四）餐厅、宴会厅换气次数

餐厅、宴会厅换气次数为 10~12 次/小时，咖啡厅为 10~12 次/小时，酒吧间为 12~15 次/小时。

（五）餐桌台布和口布的要求

餐桌台布和口布的要求为：干净、平整、洁白。一餐换一次台布，不得重复使用。

（六）餐具、茶具、酒具的洗涤要求

餐具、茶具、酒具的洗涤要求为：一刷、二洗、三清、四消毒。保持洁净，无唇纹、水纹、指纹。

三、餐厅的卫生监督

（一）地面卫生

餐厅地面的处理，是体现饭店星级的标志之一。一般来讲，高星级饭店餐厅都铺有地毯，低星级的多为水磨石地面。可根据地面的档次不同，进行不同的卫生处理。对一般餐厅的地面，每天营业前应彻底清扫，将食物残渣清除干净，然后再用拖把拖

净。对油腻部分，先用碱水拖洗，然后再用清水拖洗，最后用干拖把拖干即可。必要时可在水磨石地面上打适量地板蜡，使地面保持清洁光亮。

对于高级的铺有地毯的地面，每天营业前应先将地毯上的食物残渣清除，然后再用吸尘器吸干净。对于有油污的地毯，要及时换下送地毯清洗厂家洗涤整修，以保持地毯的清洁卫生。

（二）餐桌卫生

每日营业前应彻底擦拭餐桌、餐凳，应注意餐桌缘、桌腿、凳腿上的食物残渣。如使用沙发椅时，应在椅面加上布套，以利于经常洗涤和更换，保持干净。对油腻桌面要先用碱水清洗，然后用清水擦干。对备有转盘的桌面，打扫卫生时，应取掉转盘，打扫完毕后，检查转盘转动自如后，再将转盘放好备用。总之，每次进餐完毕后必须及时清除食物残渣，擦净桌面，保持清洁。

（三）台布和席巾卫生

台布和席巾直接与餐具接触，同时还关系到进餐者的个人卫生，因此，每次进餐完毕后，必须翻台更换干净台布，保持餐桌卫生。要防止一个台布多次使用，以确保饭菜卫生。

席巾，在宴席上折成各种花形，除了显示出宾主位置、便于入座、看起来美观大方、增加宴席气氛外，主要是起清洁卫生作用。客人把席巾放在膝盖上或衣襟上，防止菜汁、酒水弄脏衣服。

每次更换下的台布、席巾应及时送洗涤间洗涤和消毒，并烫平待用。

宴席如使用餐纸，餐纸要保持干净卫生。对启封的剩余品要妥善保管，以确保饭菜卫生。

（四）香巾卫生

香巾又称餐巾。就是在清洁的小方巾上洒上香水，使之具有提神、醒酒和清洁卫生的作用。冬天可给顾客送热香巾，夏天送湿冷香巾为好。主要是在进餐前和进餐后，供顾客擦掉脸、嘴边和手上的灰尘、油污等。一次宴席可送 2~3 次香巾。但对出汗、用手拿食物吃和酒醉的顾客可多送香巾，以便顾客处理个人卫生。

香巾每次用完后要用洗涤剂洗净，并要用开水浸泡消毒，以杀灭香巾上的病菌，保持毛巾的干净清洁。送给顾客以前可洒数滴香水。

（五）工作台卫生

工作台是服务人员工作和存放饮料、酒水及其他所用物品的地方，要定期或不定期地进行打扫，使工作台内外和存放的物品及用具保持整洁卫生。另外，还要有防蟑螂措施，防止蟑螂滋生和污染食具及用品。

第二节　食具卫生

饮食行业所用的食具要与众多的进餐者直接接触，难免被某些带菌者污染，还可能受到苍蝇、灰尘的污染，使食具受到各种病菌（如结核杆菌、溶血性链球菌、痢疾杆菌、大肠杆菌和伤寒杆菌等）的污染，如不彻底进行卫生处理，就会造成疾病的传播。

一、食具洗涤

食具洗涤主要有人工洗涤和洗涤机洗涤两种，不管采用哪种方法，必须洗净晾干。

（一）人工洗涤

适用于小型餐馆，方法是先用拭布或刷子把剩余的食物残渣擦拭掉，如果因放置时间过久，食物残渣附着较牢固，则应事先用水浸泡一定时间再洗。洗涤油腻多的食具时应当清洗两次。第一次在40~50℃温水中用拭布或刷子把食具上的油腻污物刷掉，必要时可在水中加适量碱；第二次用清水冲洗干净，取出晾干待消毒。

另外，洗涤食具时还要特别注意器皿的凹陷及死角部分以及杯口、碗口的外缘部分，因这些地方易被洗涤者忽视，不易被洗到，而常附有病菌。

（二）洗涤机洗涤

较大型饭店一般采用食具机械洗涤。目前，食具洗涤机有三种：第一种是以上下淋冲的热碱水把食具洗涤干净；第二种是把盛满食具的筐放在洗涤机中，以机械的力量把水槽中的热水刷袋搅动，将食具冲烫干净；第三种是旋转冲洗机，当转盘旋转时，喷洒热水，同时，刷子（或拭布）就将食具洗刷干净了。

二、食具消毒

食具消毒是一项重要的卫生工作，是把住"病从口入"关的重要环节。随着旅游业的不断发展，由于进餐者来自世界各地，他们的卫生健康状况也不一样，如果餐具卫生搞不好，势必引起某些消化道传染病的传播和流行。因此，食具的可靠消毒灭菌是保障进餐者健康的可靠方法。

（一）灭菌、消毒的概念

微生物和其他生物一样，是和外界环境相统一的。环境条件的改变是决定微生物能否生存的重要外界因素。如果条件适宜，它们就能生长繁殖；如果外界因素不利，它们就会受到抑制甚至死亡。灭菌、消毒就是阻断微生物生存的外界因素，达到杀灭病原体的目的。

1. 灭菌

灭菌是指利用各种手段来杀死食具上的一切微生物，其所采用的具体手段为灭菌法，如热力灭菌、紫外线灭菌等。

2. 消毒

消毒是指利用化学药物或物理的方法来杀死病原性微生物的手段，所使用的药品被称为消毒剂。

（二）物理消毒

物理消毒是利用物理方法，如高温杀死食具上的微生物，达到消毒的目的。

1. 热力灭菌

热力灭菌是指利用高温杀死微生物。

（1）干热：一般细菌在干燥的情况下，温度在 80~100℃ 经 1 小时方可杀死，在 160℃ 经 2 小时可杀死芽孢。因此，饮食业常用热空气消毒。

热空气消毒，是利用干烤箱，可使温度增至 100℃ 以上，达到杀灭微生物的目的，常用于餐馆、酒吧所使用的玻璃和陶瓷器皿，如酒具、茶具等，一般加热到 160~170℃，经 2 小时即可。温度最好不超过 170℃，以防损坏玻璃器皿。

（2）湿热：湿热是利用水作为热的传递介质，达到消灭微生物的目的。这是饮食业常用的消毒方法。

①煮沸法。将消毒物品放入水中，待水沸后煮 5~10 分钟即可杀死一般细菌，煮沸 15 分钟即可杀死细菌的芽孢。

②加压蒸汽灭菌法。这种方法是利用高压蒸汽锅进行餐具消毒。此法灭菌效果可靠，是目前常用的灭菌法。

2. 微波灭菌法

这种方法是利用 300 兆赫到 30 万兆赫的电磁波来杀灭细菌及其他微生物的一种新型物理灭菌法。其灭菌原理是，一般认为微生物在微波电磁场的作用下由于吸收微波的能量而产生热效应，导致微生物的死亡，或微波造成的分子加速运动而使细胞内部受损致死。微波产生热效应的特点是，受热均匀，热能利用率高，加热时间短。

（三）化学消毒

化学消毒是利用化学药物来杀死或抑制微生物生长繁殖，从而达到消毒的目的。现将常用的消毒剂介绍如下。

1. 优安静

优安静是一种新型消毒剂，其成分有次氯酸钠和十二烷基硫酸钠。次氯酸钠是一种氯化合物，十二烷基硫酸钠是一种去油垢的洗涤剂，属阴性离子表现活性剂。其消毒液1分钟就能杀灭蜡样芽孢杆菌和其他致病微生物（包括肝炎病毒），灭菌率在99.9%以上，具有安全、可靠、操作简便的特点。

其用法是：除去餐具上的残渣，放在洗涤液中浸泡2~5分钟后用清水冲净、沥干即可。

2. 高锰酸钾

高锰酸钾又称灰锰氧，为紫色针状结晶，可溶于水，水溶液为紫红色。遇有机物可将其氧化，而高锰酸钾本身则还原为灰棕色的二氧化锰，失去杀菌作用。高锰酸钾是一种无毒、高效消毒剂。

（1）用途：常用于饭店、餐馆的茶具、酒具和碗筷的消毒，还用于凉拌菜，如凉拌黄瓜、西红柿以及水果等的消毒。

（2）使用浓度及方法：对食具、酒具、茶具及水果、蔬菜多采用浸泡法。浸泡的浓度为1:2 000水溶液（水液呈樱红色），浸泡时间为5分钟。

（3）注意事项：高锰酸钾溶液分解得很快，容易放出新生态氧，特别是接触了有机物以后，其氧化杀菌能力即降低或消失。所以，溶液如果变为黄褐色就应更换新液，以维持杀菌效力。另外，用高锰酸钾消毒过的器具，特别是有机物，如木盆、木盒以及拭布等，都会变为黄褐色，有时还会被尚未完全溶解的高锰酸钾结晶所破坏，因此上述物品应尽量改用其他消毒剂消毒。

3. 漂白粉

漂白粉又名含氯石灰，呈灰白色粉末状，有氯气臭味，含有效氯25%~35%，部分可溶于水。漂白粉的消毒作用在于它能在水中分解出次氯酸。次氯酸能渗入细菌体，使其蛋白质变性从而达到杀菌作用。

（1）用途。使用范围较广，常用于食品机械、餐具、拭布等物品。

（2）浓度及配法。

①乳状液：配成10%~20%浓度。其配法是，取100~200克漂白粉，加少量水搅成糊状，然后加水至1 000毫升即成。

②澄清液：将20%乳状液加盖，置阴暗处，经24小时后取上部清液，再根据消毒要求稀释成各种浓度使用。

（3）用法。

①0.2% 澄清液：用于手的消毒，餐厅的刀板、筐等厨具的预防性消毒及饮食机具（如切肉片机、饺子机等）的消毒，也可用于浸泡棉织物，如口布、拭布等，浸泡时间1 小时。

②0.5% 澄清液：用于浸泡餐具、酒具、茶具等。

③1%~3% 澄清液：用于喷洒房间墙壁和厕所的消毒等。

（4）注意事项。

①漂白粉应保存于干燥和通风的室内，防止阳光照射和雨淋，以防失效。

②不能与易燃或易爆品放在一起，防止发生意外事故。

③漂白粉液不能久放，以防失效。应用时现配，其有效氯的含量必须在 25% 以上。

④漂白粉有褪色及腐蚀金属的作用，因而不能用于浸泡金属制品及有色棉织物等的消毒。

4. 二氧化氯

二氧化氯是目前美国、日本等发达国家用于自来水、饮料用水、食品加工业的消毒剂，同时还用于蔬菜、水果的消毒与保鲜。我国近几年来也将其用于蔬菜、水果、禽蛋、海鲜的保鲜、消毒，并用于油脂的精炼脱色等，均收到良好的效果。

二氧化氯对低等生物，如细菌、病毒、水藻真菌等微生物杀伤力很强。放于水中制成的消毒剂，只需 0.5~1 毫克 / 升 1 分钟内就能将 99% 细菌杀灭，其灭菌效率为氯的 10 倍，次氯酸钠的 2 倍；抑制病毒的能力也比氯高 3 倍，比臭氧高 1.9 倍。

二氧化氯还能抑制植物体内蛋氨酸向乙烯的转化及把乙烯氯化分解，除完全达到灭菌效果以外，还能延长果蔬衰老的过程，从而达到保鲜效果。对蔬菜、水果，一般用 30~100 毫克 / 升水溶液浸泡 6 分钟，即可达到消毒效果，并能保鲜两周左右。

经实验发现，二氧化氯对人和动植物无任何毒害，是安全无公害的理想消毒剂和保鲜剂。

三、食具保存卫生

（1）洗涤消毒后的餐具、酒具、茶具和烟具要分类存放，不要混放，以便保持食具的卫生。

（2）储存餐具、酒具、茶具的柜子要保持洁净，要定期用消毒剂进行消毒，以防污染已消毒的食具。

（3）从储存食具柜中取出的餐具，如未使用，不要再放入柜内，以防污染其他餐具；如若再放入，必须再行消毒。

（4）餐具柜要有专人保管，防止乱拿乱放，以保持餐具的管理有序。

（5）取摆餐具时要先洗手，而后再行操作，以保持餐具洁净。

第三节　酒吧卫生

酒吧，是人们饮酒消遣或举行酒会款待亲朋和进行商务活动的场所。其卫生与否直接关系到游客的身体健康，因此，应给予足够的重视。

一、酒吧间设计卫生

（1）设计酒吧间时，要有一定空间感，要考虑到酒吧间调酒台、酒具柜、洗涤槽和消毒池等用具的摆放位置和所占面积以及客人的饮酒活动场所，做到布局合理、实用方便。

（2）设计酒吧时，要预留一定面积的储藏室、制冰间以及酒吧间工作人员的更衣、盥洗间和其他卫生设施间等。

（3）要注意酒吧间的外表设计，可根据饭店的总体规划设计，突出酒吧间的特色。也可突出民族风格，古朴典雅；也可富丽堂皇，别具一格。目前饭店的酒吧有以下几种类型。

①主酒吧：代表饭店水平的主要酒吧，其装饰高级，有特殊气氛，常设在饭店的显著位置。

②窖酒吧：一般建于地下室，进入酒吧后仿佛进入地窖酒库，使人产生饮酒的欲望。

③空中酒吧：一般都建在高层楼顶部，可登高瞭望，由于旋转，使游客可边饮酒边饱览市容，从而增加游客的趣味。

④鸡尾酒吧：一般在餐厅用餐前使用，可有乐队演奏，可饮用一些开胃鸡尾酒，以增加旅游者进餐的食欲。

（4）酒吧间的采光要好。按规定，白天光照不少于100坎（坎德拉）/平方米；夜间应达到75坎/平方米，以便饮酒者观赏调酒师的技艺。

（5）酒吧应有通风取暖设备，以保持室内空气流通和适度的室温。按规定标准，室内气流应保持在0.1~0.5米/秒，温度保持在18~22℃最为适宜。

（6）酒吧间应有防蝇、防蟑螂的卫生设备，不可忽视纱窗、纱门，以防有害昆虫污染饮料、糕点等，从而影响卫生质量。

二、酒吧间的用具卫生

（1）酒吧用具。酒吧间所用器具主要用来调酒，它包括摇酒器（摇桶）、调酒大杯、电动搅拌器、柠檬挤汁器、果汁挤压器、水果刀、不锈钢滤酒器、螺丝开瓶器、开瓶开罐器、打蛋器、冰夹、冰勺、削冰器、长短调酒匙、磨（捣）碎器、漏斗、俎板、鸡尾酒签、调酒棒、玻璃水罐、杯垫、抹布、糖缸等。

（2）调酒用具在使用完毕后可先用洗洁精洗涤，然后再用消毒剂消毒，最后用干净软布擦干，放入橱柜中备用。客人所用酒杯，用完后必须洗净和消毒。一人一杯，不允许连续多人使用，也不允许只洗涤不消毒。洗涤消毒完毕后，要用干净无菌软布擦，杯上不能留有水渍和手指印，以免妨碍卫生和美观。

（3）对酒柜、酒具柜及其他用品柜要定期擦拭干净，每周用 0.2% 漂白粉澄清液预防消毒一次。

酒吧间储藏室要保持干净，存放的酒料用具以及调酒用的配料要定位存放，调酒用的配料必须挂牌写清名称，不要乱放，并有专人保管。

（4）调酒台要经常保持干净，上面不能遗留糖渍、酒渍，以免诱入苍蝇或蟑螂等害虫，从而影响卫生。

三、调酒的基本卫生要求

（1）调酒的用具如酒杯类、量器、容器、搅拌机、摇酒器、挤汁水器、水果刀等必须清洁卫生，配酒前要进行消毒，并用清洁干布将器皿擦拭干净。

（2）酒中加入的食用冰应为新鲜制作，且干净卫生。冻冰所使用的水，必须优质和消毒。

（3）使用新鲜水果前要洗涤和消毒。水果切好片后用清洁湿布覆盖，置于冰箱内备用。

（4）用柠檬和橘子挤汁时，应在挤汁前把柠檬和橘子放在热水中浸泡一会，这样能挤出较多的鲜汁。

（5）使用的苏打水、奎宁水和姜水等应是优质的，劣质配料会破坏酒的味道。

（6）使用的苦精和其他配料要卫生，其用量应为 1/6 茶匙（3~4 滴），最好使用滴管控制。

（7）使用彩色冰所用之色素，应按照国家卫生标准使用。

（8）鸡尾酒使用蛋清的目的是为了增加泡沫。在用蛋前应认真检查，要用新鲜、蛋壳清洁的蛋，不要使用水禽蛋，以免影响酒的卫生。

（9）配制酒时要使用量器，按规定配方调配，不要随意添加酒和其他配料。

（10）配好的鸡尾酒应立即滤入干净杯内待饮用，不要在调酒杯内存放时间过长，以免影响口味和卫生。

四、鸡尾酒会卫生

（1）鸡尾酒会是一种社会交往的传统形式，常在宴会前一小时举行。其形式有设座和不设座两种。由于客人们在酒会期间在会场自由来去，随意走动，互相交谈，气氛轻松，所以，要加强卫生管理和酒具的洗涤与消毒，以保证酒会的卫生。

（2）大型酒会可在餐厅或多功能厅举行。举行前用一长桌隔开，长桌里面是开酒、兑酒和摆小吃工作人员的工作活动区，服务人员在桌外面取酒、取食物，为客人们服务。

（3）兑酒师和服务员要注意个人卫生，穿好工作衣，戴好工作帽。工作衣要求干净平整，无异味。

（4）兑制酒所用配料应优质、新鲜和干净卫生，以保证调制酒的质量。

（5）配制鸡尾酒的酒精度应在15~20度为宜。

（6）服务人员给客人敬酒应用托盘托拿，不要随意用手抓酒杯，以防指印渍留在杯上，从而影响卫生。

五、酒会小吃卫生

（1）酒会小吃应新鲜，符合卫生要求，不要使用陈旧、有异味及其他不良滋味的食品。

（2）小吃应放在防蝇、防尘的柜中，防止被污染。

（3）服务人员给客人送小吃时，应将小吃放入干净托盘中，托拿到客人面前让客人自取食用。

（4）不设座的酒会，应放一小圆桌，桌上应放有烟灰缸、牙签及其他卫生用品备用。设座酒会，桌上摆有餐纸、牙签、烟灰缸等卫生用品，桌面应保持干净。

六、酒吧间工作人员卫生

（1）酒吧间工作人员要注意服务态度，做到微笑服务、文明服务。

（2）酒吧工作人员应注意个人卫生，做到不留长发、长指甲，不戴饰品。要注意头发的梳理和个人身体的清洗，身上不能有异味。

（3）上班前不能吃有味的食物，如大蒜、生葱、羊肉等，以免呼出带有异味的气体，给客人带来不快，影响饮酒情绪。

（4）工作服必须干净平整，上班时要衣帽整齐，不能穿自己的花色衣服上班。

（5）工作人员工作前和大小便后要认真洗手，保持手的干净。在工作时间不吸烟、不饮酒、不吃零食。

（6）交班前应该完成酒吧的一切清洁工作，包括调酒台、酒具、桌、凳、地面及环境卫生，给下一班留下一个清洁的场所。

第四节　宴会卫生

宴会，是人与人交往时的一种带有礼仪性的进餐形式。宴会的消费标准高，服务环节多，而各国的风土人情也不相同，因此在注意接待艺术的同时，还要注意每个环节的卫生要求，以防污染食物而发生食物中毒，造成不良的后果。

一、摆台卫生

（1）服务人员在摆台前必须清洗双手，保持手的干净卫生。

（2）摆台拿餐具、酒具和茶具时，要用托盘托拿，这样做既文明又卫生。不允许用手直接抓拿，更不允许将手指伸入杯内夹拿口杯和酒具等，防止手指印留在玻璃器皿上，影响卫生和美观。摆口杯和酒具时可手拿 1/3 处，不要用手乱抓拿。

（3）在需要分菜的餐桌上必须摆放两套公用筷和公用匙，以供进餐者分菜使用，从而保证菜食的卫生。

（4）摆台完毕后要认真进行检查，看桌面、台布以及餐具器皿等是否合乎卫生标准，如有不符合卫生要求的应及时更换，以保持餐具、酒具的卫生质量。

二、进餐前后的卫生

（1）进餐前当客人到齐后，服务人员要给每位客人送餐巾一条。送餐巾是接待服务工作热情周到的一项内容，也是餐前卫生必不可少的。客人可用餐巾清除脸上、手上的灰尘，保持手的卫生，同时，餐巾上的香水散发出芳香气味，可以提神，缓解精神疲劳。

餐巾多采用柔软的全棉小方毛巾，冬季使用湿热餐巾，可祛寒，夏季使用湿冷餐巾，可祛暑；洒少许香水，可提神。每次用完后要进行洗涤和消毒，保持小餐巾的干净卫生。

（2）餐后要向客人再送一次餐巾，让客人们擦脸和手，清除面部和手上的油污，使客人保持整洁的仪容。

（3）餐中如有手抓食品，必须在送菜前先送餐巾，清理双手后，再上菜；菜吃完后，再次送餐巾，擦去手和口中的油污，以保持手的卫生。

（4）送餐巾必须每位顾客一条，要用小盘盛装，用餐钳夹取，客人用毕后，服务人员应及时从餐桌上收回，并送准备间进行卫生处理。禁止一条餐巾多次或多人使用，以防传染病传播。

三、上菜卫生

（1）上菜要用托盘，如不用托盘用手端时，盛菜盘或碗下应有衬盘，这样做既防止烫手，又卫生雅观。绝不允许用手直接端盛菜盘或碗，手指更不能接触食物。

（2）不允许对着饭菜大声说话、咳嗽或打喷嚏，以防口腔、呼吸道飞沫污染菜肴和饭食。

（3）上菜要向客人打招呼，并从客人左侧进行，防止汤水洒在顾客衣服上。

（4）分菜要在客人左侧进行，要注意技巧，要用工具分菜，要防止菜汤、菜渣掉在顾客身上。

（5）盘内或碗内的菜肴吃完后要及时撤去，并送餐具洗涤间进行洗涤消毒处理，不要把脏盘、碗堆放在另一餐桌。

第五节 食品储藏、制作与销售卫生

一、食品库一般卫生管理

（1）食品仓库必须有专人管理，并有一套仓库责任管理制度，各类食品应按品种、类别和进货时间分册登记。

（2）食品采购回店后要有专人验收才能入库。对于腐败变质、生虫、发霉，与单据不符、肉食品无加盖卫生检验合格章的或有其他可疑迹象的食品不能入库。

（3）食品出库要填写出库单，领取者要检查食品有无腐烂变质、霉变、虫蛀、鼠咬和其他不良迹象。如有上述情况的不能食用。

（4）要根据食品种类分库存放。一般粮食和副食分开，肉食和蔬菜分开，鲜菜类和干菜类分开。食物存放要定位挂牌，切勿混放和乱放。

（5）酱油罐、醋罐、油罐、盐罐和碱面罐要加盖，并定期清洗，严防酱油、醋中滋生蛆或落尘污染。

（6）库内要干燥通风，采用水泥地面，门窗要有纱窗、纱门；必须有防鼠设备，严禁库内有鼠、蝇、蟑螂，要消除其滋生条件。

（7）生食品、半成品和熟食品必须分开存放，切勿混放，以防交叉污染。

二、冷库卫生管理

（1）冷库必须有专人负责管理，必须建立一套卫生管理制度。

（2）鲜货原料入库前要进行检查，凡不新鲜有异臭者不能入库，以防影响冷冻食

品质量。

（3）鲜货原料要做到先进先出，一般肉食品冷冻储存时间不超过一年，以防油脂氧化产生腐臭味，降低食品质量。

（4）食品要快速冷冻、缓慢解冻，以保持原料新鲜。

（5）食品冷冻库要保持清洁，冷冻管上的冰霜要定期清除，以保持冷冻效果。

三、主食库卫生管理

（1）粮食库要有专人保管，要建立领发制度，保持库存质量。

（2）主食库必须低温、干燥、通风，以保持粮食干燥，防止霉变和生虫。

（3）粮食必须装袋，用架架起，要求离地面 15~20 厘米，距墙 30 厘米，堆与堆之间相距 50 厘米，使堆距之间通风，防止粮食回潮。

（4）粮食库不能放带有气味或异味的物品，如熏肉、臭豆乳、香皂及其他气味物品，因粮食具有较强的吸异味能力，可将其他异味吸附于面粉、大米内，使面粉、大米的气味和滋味发生异常的改变，严重者无法被食用。

（5）库内要有防鼠、防雀、防蝇、防害虫的措施，如平房库房必须有防蝇、防鼠、防雀的铁纱窗纱门；墙根基不少于 1 米，以防老鼠打洞进入房内。

（6）库房地面必须是水泥地面，要经常打扫，保持室内清洁卫生。

（7）粮食要按类别、等级和入库时间的不同分区堆放，不要混放，并挂牌显示。

（8）粮食潮湿或有生虫迹象时，要将粮食放阴凉通风处风干，不要放在日光下暴晒，以确保粮食质量。

四、食品制作卫生管理

指食品烹调过程中的卫生管理，是食品卫生中极为重要的环节，与进餐者的身体健康有着密切的关系。在烹调食物时，必须严格遵守操作规程和卫生程序，以保证菜肴和饭食的质量及卫生标准。

（一）制作凉拌菜的卫生程序

凉菜是直接入口的菜品，制作凉拌菜时必须遵守卫生程序才能保证凉菜质量。制作过程中应按下列程序进行。

（1）制作凉拌菜前所使用的用具要进行烫洗和消毒，操作人员要认真清洗双手和消毒。消毒液多用 1 : 1 000 或 1 : 2 000 新洁尔灭，也可用 75% 的酒精消毒。

（2）凉拌菜所使用的蔬菜和其他原料要认真清洗，能烫泡的菜可用 90℃ 以上的热水烫泡 5 分钟，不能烫泡的菜可用 1 : 2 000 的高锰酸钾液或 1 : 2 000 的新洁尔灭液浸泡 5 分钟，以杀灭蔬菜和其他原料上的细菌，见表 8-1。

（3）所用盛装凉菜的器皿和餐具要进行烫洗或消毒，消毒可用蒸洗、药物等方式。

表 8-1　凉拌菜、黄瓜拌粉皮改进操作法前后细菌试验对比

个

名称	化验件数	检出大肠杆菌数	平均菌数	改进处理方法	化验件数	检出大肠杆菌数	平均菌数
手	1	1	223 200	75% 酒精消毒 1 分钟	1	0	20
专用小菜板	4	4	不可计	热水烫 2 分钟	2	0	10
刀	4	2	99 000	热水烫 2 分钟	2	0	40
黄瓜	6	6	160 000	热水烫 5~10 分钟	4	0	177
粉皮	4	1	14 300	热水烫 5~10 分钟	2	0	15
成品	1	1	不可计	成品	1	0	900

（二）肉类食品制作过程中的卫生要求

肉类食品在烹调时必须充分加热，要烧熟煮烂。炒食肉必须选择质优且符合卫生标准的鲜肉；制作大块家畜肉和整只禽肉时要防止外熟里生。因为肉是热的不良导体，如果块儿太大，经过短时间的加热，其表面温度虽高，但里面的温度还很低，不易将细菌或寄生虫杀死。这样的肉食在冷却时，温度又不易散出，如果在 37~40℃保持的时间长了，就会给未被杀死的细菌生长繁殖创造良好条件，使细菌迅速繁殖产生大量毒素，人吃了会中毒。所以加工肉类食品块儿，一般以 1 千克为好，入库时必须待全部冷却后再进行保存。

（三）制作酱制肉过程中的卫生

酱制肉是直接入口的食物，在制作和保管时必须按下列程序进行，以保证酱制肉的质量。

（1）制作熟食卤味的肉应有专门场地和专人操作，用具和盛器必须专用。

（2）加工前操作人员必须严格清洗双手，并用新洁尔灭或 75% 的酒精消毒。

（3）隔夜熟食品在出售前必须经过回锅烧煮，以杀死在运输、存放时沾染的细菌。

（4）出售熟食品要用夹子夹取，包装材料必须清洁卫生，应符合国家卫生标准，严禁用废旧报纸或非食用塑料袋包装肉食品。

（5）存放熟食品必须要有防蝇、防尘设备，防止酱制肉被污染。

五、销售卫生

饮食销售，是把烹制好的熟食品通过销售人员直接售于消费者手中，因通过售货

人员拿取包装，容易受病菌污染。因此，做好饮食销售卫生十分重要。现就有关销售中的卫生问题分述如下。

（一）对盛装食品用具的卫生要求

（1）销售直接入口的食物用具必须进行消毒，绝不允许用盛过生原料的容器盛装熟食品。

（2）销售食品的包装材料必须做到无菌、无毒，使用食品专用包装纸或塑料袋，不允许用废旧报纸。

（二）对销售人员的卫生要求

（1）销售食品前工作人员必须清洗双手，穿好工作衣，戴好工作帽，工作衣帽必须干净平整。

（2）操作人员在操作时不许大声说话，不许对着食品打喷嚏，以防呼吸道病菌污染食品。

（3）销售人员大小便后要严格清洗双手方可操作，以防肠道细菌污染食品。

（4）出售食品必须用夹子夹，有的食品如确需用手抓，手要消毒。不能用同一只手接钱和食品，必须有专人收款、专人付货，以免将钱上的病菌沾染在食品上。

（三）对熟食品的卫生要求

（1）制作熟食品的原料必须符合质量标准和卫生指标。

（2）熟食品必须有防蝇、防尘设备，防止再污染。

（3）下列食品禁止出售和食用。

①腐败变质、污秽不洁或者含有毒素的食品。

②不符合卫生规定标准和有关卫生指标的食品。

③病死、毒死或死因不明的禽、畜肉类及其制品。

④烹调方法不当，不能杀灭对人有害的微生物、寄生虫或不能消除其中有害物质的食品。

⑤由于烹调过失将蛋白质食物烧焦的食品。

第六节　食品安全管理

食品安全是关系到千家万户人身安全和健康，民族兴旺和国家经济发展的大事，也是旅游宾馆、饭店及餐饮行业管理的重要组成部分。

一、饭店食品安全管理与监督

饭店、宾馆、餐饮行业，是食品安全卫生场所，食品安全卫生与否直接关系到中外游客的身体健康和生命安全，因此，加强食品安全管理就是要最大限度地减少食源性疾病对公共健康的威胁，具体可见 2010 年 5 月 1 日起施行的《餐饮服务食品安全监督管理办法》。

二、饭店、宾馆、餐馆对从业人员的卫生管理

加强餐饮工作人员的卫生工作是把住病从口入关的重要一环。有许多传染病，如伤寒、痢疾、病毒性肝炎、结核病、食物中毒和某些寄生虫病等，往往是由被不洁的从业人员污染的食品而引起的。因而，餐饮工作人员的卫生工作做得好坏，直接影响进餐者的身体健康。

良好的个人卫生习惯需要经过长期的卫生教育和锻炼才能养成，在卫生监督员的检查和督促下自觉搞好个人卫生，才能保证饭菜的卫生质量。对于餐饮从业人员的卫生工作必须从下列几项做起。

（一）加强卫生教育，提高对饮食卫生重要性的认识

饭店、餐厅、宴会厅的管理干部和卫生防疫人员，要定期对从事餐饮工作的人员进行卫生检查和宣传教育工作，使其充分认识个人卫生与饮食品质的密切关系，自觉按卫生条例、制度办事，并向其传授饮食营养和食品卫生方面的知识，不断提高搞好卫生的技能。

（二）建立必要的卫生奖惩制度

餐饮管理部门要针对本单位实际情况制定卫生奖惩制度。对认真执行饮食卫生各项规章制度、工作中有突出成绩或贡献的单位和个人，进行表扬和必要的物质奖励；对违反相关法律、法规的单位或个人，视其情节轻重给予批评教育、惩罚；对屡教不改或者造成食物中毒等重大事件的有关人员和领导，给予行政处分，直至追究刑事责任。

（三）加强招收新员工的体格检查，杜绝传染源

餐饮业招收新员工时，要严格进行体格检查。

（四）提高餐饮业职工身体素质，清除传染源

建立并执行从业人员健康检查制度和健康档案制度，在职的餐饮业职工每年要进

行一次健康检查，同时，要建立登记卡和发健康许可证。凡患有伤寒等传染病的患者，在病期间应调离原工作岗位，不能直接接触食品，病愈后要经防疫部门检查合格后方可恢复原来的工作。

饭店领导和工会组织要经常组织职工锻炼身体，增强身体的抗病能力，并且要教导职工不要接受国外游客馈赠的食品、化妆品及其他物品，不要吃顾客剩余的食品等，以杜绝国外传染病传入我国。

（五）加强个人卫生监督

饭店的服务和操作人员要讲究个人卫生，必须做到每周剪指甲一次，因为手指甲长长了，会藏污纳垢，病菌易于在污垢中生长繁殖；两周理发一次，严禁留长发；要经常洗澡和更换衣服（特别是内衣），皮肤脏和内衣不洁易使人患各种皮肤病。

饭店工作人员上班必须穿工作服。工作服要勤换洗，保持清洁、平整。不允许穿着工作服上厕所。工作前和大小便后要认真清洗双手；工作时不允许吸烟，保持服务人员的仪表整洁；工作时不允许戴首饰，以保持食品卫生。

📖 本章小结

做好食品卫生管理工作，必须从食品环境卫生、食品卫生和对食品从业人员的卫生监督着手，建立和健全适应我国食品业特点的各项卫生条例和制度，增强人们的食品安全意识，以提高我国食品的卫生质量，促进我国旅游事业的发展。

❓ 思考与练习

一、选择题

1. 我国常用（　　　）液消毒蔬菜、水果。

A. 消毒净　　　　　　　　B. 氯安 T 钠　　　　　　　　C. 二氧化氯

2. 一级餐厅冬季的温度应保持在（　　　）。

A. 20~24℃　　　　　　　B. 24~26℃　　　　　　　C. 26~28℃

3. 酒吧夜间光照应在（　　　）。

A. 100 坎 / 米　　　　　　B. 85 坎 / 米　　　　　　C. 75 坎 / 米

二、问答题

1. 如何做好餐厅、宴会厅的卫生监督？

2. 酒吧卫生管理有哪些内容？

3.食具洗涤的方法有哪些？怎样做好食具消毒？

三、实操题

你饭店购进一批稻米、麦粉、罐头、奶粉、饮料等食品，作为一个保管员，除了验收食品的品名、数量、标准外，还要验收哪些项目？

附 录

营养与食品卫生专业术语中英对照
Chinese-English *Nutrition and Food Hygiene Terminology*

营养成分 nutritional component

营养素 nutrient

必需营养素 essential nutrient

微量营养素 micronutrient

微量元素 trace element；microelement

维生素 vitamin

膳食营养素参考摄入量 dietary reference intakes；DRIs

推荐摄入量 recommended intake；RNI

适宜摄入量 adequate intake；AI

营养素参考值 nutrient reference values；NRV

水分 water

灰分 ash

食品能量 food energy

蛋白质 protein

氨基酸 amino acid

必需氨基酸 essential amino acid

半必需氨基酸 semi-essential amino acid

脂肪 fat

粗脂肪 crude fat

总脂肪 total fat

脂肪酸 fatty acid

饱和脂肪酸 saturated fatty acid

不饱和脂肪酸 unsaturated fatty acid

反式脂肪酸 trans fatty acid

碳水化合物 carbohydrate

多糖 polysaccharide

膳食纤维 dietary fiber

可溶性膳食纤维 soluble dietary fiber

不可溶性膳食纤维 insoluble dietary fiber

低聚半乳糖 galactooligosaccharides

低聚果糖 fructooligosaccharides

菊粉 inulin

聚葡萄糖 polydextrose

纤维素 cellulose

抗性糊精 resistant maltodextrin

瓜尔胶 guar gum

果胶 pectin

柑橘黄 orange yellow

高锰酸钾 potassium permanganate

红曲米 res kojic rice

甲壳素 chitin

姜黄 turmeric

维生素 A vitamin A

维生素 D vitamin D

维生素 E vitamin E

烟酸 niacin

叶酸 folacin

钠 sodium

糖精 sacchrin

靛蓝 indigotine

卡路里 calorie

焦耳 joule

食醋 vinegar

酱油 soy sauce

消毒剂 disinfectant

霍乱 cholera

后 记

　　《营养与食品卫生》是中等职业学校高星级饭店运营与管理专业的一本教材。本书既包含营养学的基础理论知识，又包括了食品品质标准和卫生指标，同时，还包括如何科学利用食物等方面的内容。它不仅是一本教科书，也是人们如何利用食物、平衡膳食、预防食源性疾病、提高身体素质、延年益寿等方面的一本通识性科学书籍。

　　为了使这本教材更具有科学性、实用性和先进性，这次修订在上次修订的基础上，对其内容作了大幅度的调整和补充。我国加入世界卫生组织（WHO）后，国家对食品的品质和卫生安全的监管力度加大，为了全面建设小康社会、适应国际旅游业的发展，本教材经过修订，全面系统地介绍了营养学的基础知识、食品的营养素含量及其评价、各类食品的感官品质标准和卫生指标、转基因食品的应用、烹调工艺中的营养保护、平衡膳食及食谱编制、食品卫生、食物中毒和食品的卫生管理等内容。

　　本教材根据专业培养目标的需要和学生学习实际，不仅安排了营养基础的内容，而且更重要的是根据餐饮业实际，讲练结合，充分体现出教材的实用性。同时，把国家有关食品、食品卫生的法律法规和学生的职业习惯养成贯穿于教材之中，以增强学生食品卫生的法律意识并养成良好的卫生习惯。

　　本书除供旅游中等职业学校高星级饭店运营与管理专业的学生使用外，其他学校相关专业的学生也可参照使用，还可作为旅游饭店员工培训和企业职工自学的读物。

　　本书第 1 版由陕西省旅游学校王文福与南京旅游学校沈雪梅及湖北省旅游学校彭萍编写，由王文福负责统稿。《中国食品报》王仁兴对本书进行了审阅。本书第 2 版至第 6 版的修订工作由王文福负责完成。"营养与食品卫生专业术语中英对照"由刘强翻译完成。本书在修订过程中得到了陕西省旅游学校领导和同志们的大力支持与帮助，这里谨致谢意。

编　者